L'HOMŒOPATHIE PURE

ŒUVRES DU DOCTEUR MURE

publiées d'après les manuscrits inédits, revus et **complétés** *par SOPHIE LIET, collaboratrice du docteur Mure en Egypte, en Italie et en France.*

EN VENTE :

Le Médecin du peuple, enseignement mettant à la portée des hommes de conscience et de bon vouloir les procédés les plus parfaits et les récentes découvertes de l'art de guérir, indiquant les moyens pratiques de traiter toutes les maladies de l'homme et des animaux selon les principes de l'homœopathie, in-18, prix : 5 fr.

SOUS PRESSE :

Résumé d'anatomie et de physiologie, pour servir à l'intelligence du *Médecin du peuple* ; in-4º avec belles planches lithographiées.

EN PRÉPARATION :

La philosophie absolue, in-8º. (Ce volume est entièrement inédit.)

ŒUVRES DE SOPHIE LIET

Clef de la langue arabe, mettant à la portée de tous, par une transcription méthodique, la *lecture instantanée* et la reproduction immédiate des textes arabes. In-8º. Paris, Ledoyen, 1860.

Manuel homœopathique, à l'usage des familles, suivi de la liste et des propriétés des médicaments brésiliens et autres de l'école du docteur MURE, ou *Algèbre homœopathique.* Gênes. In-18. 1861.

SOUS PRESSE :

Souvenirs pour servir à l'histoire de l'homœopathie et à celle du docteur MURE.

L'HOMŒOPATHIE PURE

EXPOSÉ COMPLET DES CONNAISSANCES NÉCESSAIRES AU TRAITEMENT
DES MALADES, CONTENANT LA SOLUTION SCIENTIFIQUE DE TOUS LES
POINTS ENCORE DOUTEUX DU NOUVEL ART, LA PHYSIOLOGIE ET
LA PATHOLOGIE NOUVELLES, L'ALGÈBRE MÉDICALE ET SES
APPLICATIONS, LES TABLES LOGARITHMIQUES POUR LE
CHOIX INSTANTANÉ DU MÉDICAMENT, ETC., SUIVI
DE NOMBREUX DOCUMENTS INÉDITS, ET
ORNÉ DE GRAVURES

PAR

LE DOCTEUR MURE

Fondateur du Dispensaire homœopathique de Palerme,
de l'Institut homœopathique de Paris et de l'Institut homœopathique du Brésil,
président de l'Institut de l'Industrie.

REVU, AUGMENTÉ ET MIS EN ORDRE

PAR

SOPHIE LIET

Elève et collaboratrice du docteur MURE en Egypte, en Italie et en France

PARIS
J.-B. BAILLIÈRE ET FILS
Rue Hautefeuille, 19

LONDRES : BAILLIÈRE, TINDALL AND COX | MADRID : C. BAILLY-BAILLIÈRE
BRUXELLES : HENRI MANCEAUX — GUSTAVE MAYOLEZ

1883

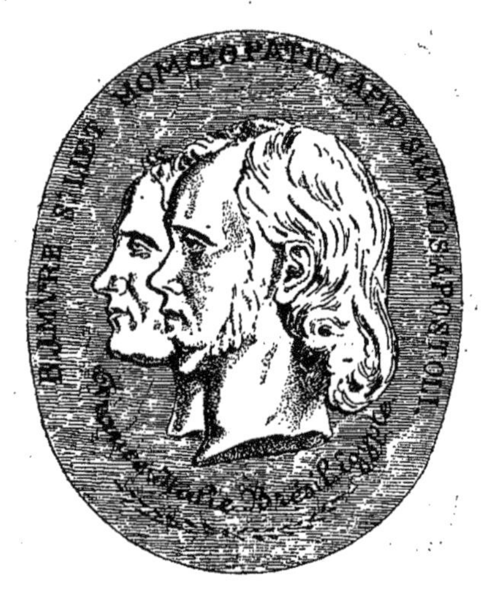
HUMANI GENERIS HOMŒOPATICI APVD SICVLOS APOSTOLI

PRÉAMBULE

Si je me sens profondément honorée d'avoir collaboré au grand ouvrage qu'on peut appeler le *Testament médical* de l'éminent docteur Mure, cependant la part que j'ai prise à l'extension que nous avons donnée à son premier travail n'eût point été suffisante pour me déterminer à faire cette nouvelle publication. Mais je la considère comme un bienfait pour l'humanité, et je crois remplir un devoir sacré en accomplissant le dernier vœu qu'il m'a exprimé lui-même en mourant. Sa mémoire méritait ce suprême hommage : un nom comme le sien ne peut tomber dans l'oubli.

Qu'il me soit permis de dire encore, à sa gloire, que, pour assurer l'action des doses infinitésimales, il a fourni à la technique pharmaceutique des machines d'une exactitude parfaite et d'une puissance inconnue jusqu'à lui. Qu'on ajoute à l'actif du docteur Mure la fondation de trois instituts et de cinquante dispensaires, la conversion de plus de cent médecins, l'instruction de cinq cents élèves, la réduction de la mortalité parmi des nations entières, de nombreuses publications imprimées en italien, en portugais, en latin, en français et en arabe, plus de deux mille articles de journaux, des voyages sous toutes les latitudes, des épidémies et des contagions affrontées, l'or versé à pleines mains, l'indifférence et les passions haineuses, les persécutions, l'envie, la calomnie vaincues ou bravées, le temps consacré au travail sans trève ni repos jusqu'à son dernier souffle, et l'on comprendra qu'il fut un véritable martyr de la science, un bienfaiteur de l'humanité souffrante, un apôtre de l'art divin de guérir.

Hélas ! qui peut en juger mieux que moi, qui ai partagé tous ses périls et tous ses labeurs, depuis 1851 jusqu'à sa mort ; qui ai affronté tant de fois avec lui les épidémies les plus redoutables, le choléra même, en 1854, à Gênes, où nous avons fait tant de cures ; qui l'ai assisté dans la création de dispensaires, jusqu'au fond du Soudan ; qui l'ai remplacé tant de fois auprès des malades qu'il aimait à me confier, et qui l'ai vu mourir à la tâche, épuisé par l'excès de ses études incessantes et de ses fatigues continuelles qui minaient sa constitution délicate, si fortement ébranlée depuis bien des années.

Auxiliatrice humble mais dévouée des doctrines médicales proclamées par le docteur Mure, je puis mieux que personne proclamer hautement que, loin d'acquérir la fortune, il a tout sacrifié aux progrès de sa science de prédilection. Dans l'incessante propagande de l'homœopathie, dans la contemplation du but élevé qu'il s'était désigné, dans la satisfaction d'accomplir le bien auquel il se dévouait sans cesse, son unique pensée était la diffusion du *moyen universel de guérir et de préserver les hommes.*

Honorons les hardis novateurs qui ont sacrifié leur existence à chercher la lumière et les moyens de la répandre. Procurons-nous du moins la consolation de montrer que leurs efforts n'ont pas été infructueux, et que leurs travaux, leurs inventions, leurs livres et leurs découvertes sont recherchés, appréciés et surtout utilisés comme ils le méritent !

Oh ! nous admirons trop la carrière de dévouement médical du docteur Mure pour oser supposer qu'elle n'ait pas trouvé bon nombre de dignes appréciateurs ; mais nous voudrions que cette justice lui fût rendue par la généralité du public, et c'est l'unique mobile de la présente publication. En effet, vis-à-vis des apôtres de l'art homœopathique, ne manquera-t-il rien à la justification de notre âge ? Console-t-on ces pionniers du savoir pendant qu'ils sont encore parmi nous ? Le manteau d'or qui couvrit le cercueil du Camoëns, honoré trop tard, a-t-il jamais pu, pourra-t-il jamais couvrir, aux yeux de la postérité, l'ingrate indifférence des contemporains de l'auteur des *Lusiades* ?

Sophie Liet.

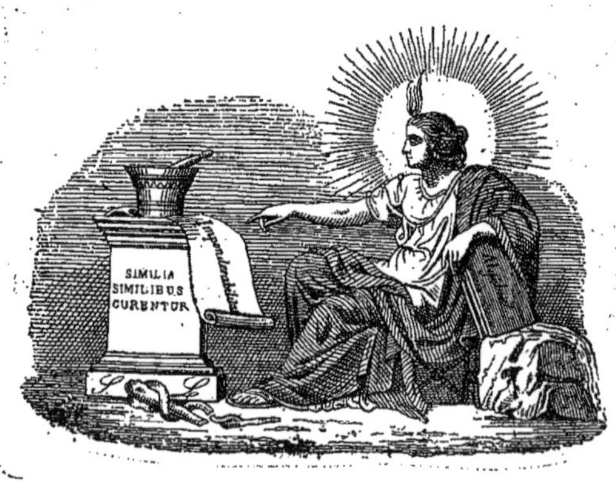

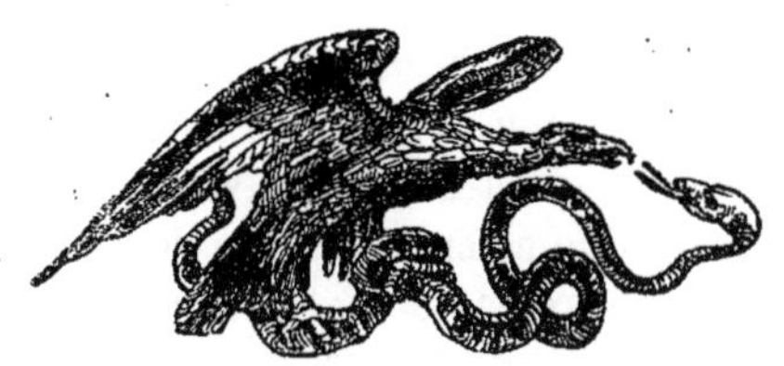

L'HOMŒOPATHIE PURE

INTRODUCTION

En 1851, le docteur Mure publia, à Paris, un traité d'homœopathie. Cette première édition était autographiée ; elle fut rapidement enlevée.

Le mérite éminent de cette œuvre étant justement apprécié, ce fut pour l'auteur un encouragement à compléter le travail qu'il n'avait fait qu'ébaucher, pour ainsi dire, dans cette première publication. Il résolut donc de reprendre cette tâche, difficile et périlleuse alors, de propagateur de la nouvelle médecine, et d'en approfondir de plus en plus les admirables secrets. Dans ce double but, il décida de faire un voyage en Egypte, pays qu'il n'avait point encore étudié, qui lui paraissait devoir être une source féconde pour lui et auquel il voulait d'ailleurs porter et faire connaître les bienfaits de l'homœopathie.

C'est alors qu'il appela Mme veuve Liet à partager ses dangers et sa pénible tâche ; c'est alors qu'elle devint sa collaboratrice, après avoir été pendant de longues années au nombre de ses disciples les plus dévoués à l'apostolat de l'homœopathie.

Il avait pu reconnaître, depuis longtemps déjà, outre son zèle incontesté, la sûreté de son tact médical, ses aptitudes spéciales et le discernement qu'elle apportait dans la médication à faire suivre aux malades. Pour lui, elle avait fait ses preuves, et ce fut à cela, sans doute, qu'elle dût l'honneur d'être distinguée et choisie par lui, pour l'accompagner dans les labeurs et les études de la grande mission qu'il s'était donnée, mission dont, mieux que personne, il comprenait les périls et les difficultés.

Mais cette mission était noble, glorieuse; elle avait pour but le bonheur de l'humanité; il n'hésita pas, et il sut lui communiquer son zèle ardent pour le bien et le salut de nos semblables.

Quand Hahnemann, disait-il, vint, envoyé du ciel sur la terre, apporter l'homœopathie comme un gage de pardon pour l'humanité, comme la divine promesse de la rédemption physique et de l'abolition de la douleur, les peuples auraient dû s'agenouiller pour baiser la main qui répandait sur eux la santé et la vie.

Il n'en fut rien. Hahnemann vécut longtemps persécuté, puis à peu près oublié, et n'entrevit qu'au déclin de sa longue vie l'aurore de la gloire réservée à son nom.

Entre la mort du maître et le triomphe de ses principes, il a fallu encore une génération de disciples, de propagateurs, on pourrait presque dire de martyrs, pour faire accepter à la foule ignorante le verbe de salut qu'elle repoussait.

Au nombre de nos martyrs, on peut compter le docteur Mure.

L'homœopathie, telle que nous l'a livrée Hahnemann, était encore pleine de lacunes. Un esprit aussi élevé, un cœur aussi généreux que le docteur Mure ne pouvait manquer de se préoccuper du soin d'étendre, de compléter et d'appliquer l'œuvre du maître.

Sous l'empire de ces préoccupations, qu'ils partageaient, le docteur Mure et Mme Liet partirent pour l'Egypte, en 1851, et après un premier séjour de deux ans, ils revinrent en France, mais pour retourner, en 1856, dans ce magnifique et fécond pays, où, hélas! la mort vint frapper le dévoué propagateur, au Caire, en mai 1858. Heureusement que les bienfaiteurs de l'humanité ne meurent jamais tout entiers; ils laissent après eux des idées fécondes, des enseignements et des exemples qui font développer après eux les projets généreux qu'ils n'ont pas eu le temps de terminer eux-mêmes. C'est ainsi que Mme Liet fut destinée à compléter l'œuvre du docteur Mure et à la mettre en lumière.

Nous ne parlerons point ici des études multiples et variées qu'ils firent ensemble, ni des dangers de toute nature qu'ils eurent à courir, non plus que des ressources que leur offrit ce pays admirable, où ils implantèrent l'homœopathie et où ils laissèrent des élèves nombreux, après y avoir fait des milliers de prosélytes, convertis à la nouvelle médecine, par les cures constantes dont ils avaient été les témoins. Tout cela sera l'objet d'un livre spécial:

le voyage du docteur Mure et de Mme Liet dans la Haute-Egypte, en Nubie, au Soudan, dans l'Abyssinie, au Fleuve-Blanc et jusqu'aux sources du Nil.

Ici nous voulons dire seulement que, pendant tous ces voyages, les études communes des deux voyageurs n'ont pas cessé un seul instant, toujours préoccupés qu'ils étaient du but à atteindre. C'est d'après les notes nombreuses prises par le docteur Mure et sa collaboratrice, d'après les résultats communs de leurs observations et de leurs expériences, coordonnées et annexées chacune à sa place dans le cadre du premier travail, et en suivant les indications de l'auteur, que l'on peut aujourd'hui faire de l'œuvre primitive une nouvelle publication, qui comprend toutes les modifications et les augmentations nécessaires. Ce sera pour Mme Liet un éternel honneur que d'attacher, dans cette édition définitive, son titre modeste mais méritoire de collaboratrice au nom glorieux de l'éminent professeur d'homœopathie pure.

Ce nouvel ouvrage, développement du premier, pose les deux principes qui doivent constituer la théorie de la science homœopathique, savoir : *le principe physiologique et le principe pathologique*, en déduisant en même temps les conséquences de ces deux lois capitales.

L'ouvrage est composé de deux parties : la première traite de la pathogénésie ; la seconde a pour objet la thérapeutique.

Ces deux parties principales sont suivies d'un système de notations dénommé : *Algèbre homœopathique*, et à l'aide duquel on peut résoudre les problèmes thérapeutiques avec la même facilité que les mathématiciens peuvent résoudre les équations du premier degré.

La *physiologie*, basée sur le principe d'une force créatrice inhérente à l'homme, donne l'explication de tous les actes vitaux, insolubles par la vieille hypothèse de l'assimilation. Le spiritualisme entre enfin, pour la première fois, dans la science de l'homme, et l'homœopathie rompt à jamais avec le matérialisme des écoles.

Avec quelle liberté n'allons-nous pas parler aujourd'hui de tous ces faits merveilleux, et faire entendre ces hautes vérités que l'on voudrait en vain taxer de témérités et qui se feront jour, malgré les oppositions ou les dénigrements des disciples du dix-huitième siècle.

La *pathologie* est également pourvue d'une loi nouvelle. Jusqu'à présent, les homœopathes ne pouvaient, dans l'analyse d'uné maladie, faire que deux choses : ou énumérer la liste de symptômes isolés, que ne réunissait aucun lien ; ou, s'ils voulaient généraliser, ils retombaient, malgré eux, dans les classifications arbitraires de la pathologie scholastique : le chaos, d'un côté ; de l'autre, une fausse lumière. Le docteur Mure a trouvé l'issue de cette difficulté si ardue. En posant la loi naturelle, selon laquelle les symptômes se coordonnent et s'enchaînent, il indique la *règle positive*, et ce n'est point là une utopie, selon laquelle on doit tracer le tableau d'une maladie ; et ce tableau, qui n'est plus une abstraction mensongère, mais, au contraire, l'expression de la réalité pure, devient apte à entrer dans une classification méthodique, par genres et par ordres, qui constitue le tableau général de la *pathologie*. Cette loi, aussi simple que féconde, n'est autre que l'ordre chronologique selon lequel sont apparus les symptômes ou éléments morbides. Par elle, il s'écarte de la primitive pathologie des allopathes, qui, en cherchant le foyer de la maladie dans les organes les plus altérés, ne faisaient que constater des effets quand ils croyaient remonter victorieusement aux causes.

Par la méthode du docteur Mure, au contraire, on atteint ces causes, en réalité ; car, en passant en revue les symptômes selon l'ordre de leur filiation, on ne fait que constater la marche de la nature elle-même, et on a la certitude que le médicament qui reproduira le plus fidèlement cette marche, sera aussi le plus propre à poursuivre, dans ses détours et ses transformations, le protée de la maladie et à le vaincre pour jamais.

C'est pour faciliter l'application de cette loi nouvelle, que le docteur Mure a créé son *Algèbre homœopathique*, qui est, par conséquent, l'annexe indispensable de la seconde partie de cette œuvre.

Désormais, la tâche de l'homœopathie se borne à grouper les symptômes d'après la loi chronologique, pour établir la formule de la maladie. Cette formule est composée de signes et de lettres combinés d'une certaine façon ; et comme, d'autre part, les expériences pures, qui ne sont que des maladies artificielles, ont été décrites d'après le même principe et ramenées à l'état de formules analogues, il ne s'agit plus que de comparer les unes aux autres, pour voir d'un seul coup d'œil quel est, parmi tous les médicaments connus, celui qui correspond le plus exactement au cas que l'on a à examiner. Cette recherche est d'autant plus facile, que les formules des médicaments sont maintenant classées par ordre alphabétique et forment un véritable dictionnaire, que le docteur Mure appelle : *Table de logarithmes homœopathiques.*

Enfin, les œuvres techniques du docteur Mure sont résumées dans le présent ouvrage, qui forme ainsi un cours complet d'homœopathie, une véritable encyclopédie de l'art de guérir ; et les logarithmes homœopathiques ont été revus avec le plus grand soin et augmentés d'exemples de traductions qui en facilitent singulièrement la prompte compréhension.

Telle est l'esquisse générale de cette œuvre nouvelle qui donne à l'homœopathie la théorie définitive qu'elle réclamait depuis si longtemps. Cet ouvrage figurera dignement à côté de la *Pathogénésie brésilienne* du docteur Mure, si neuve, si savante, et du *Médecin du peuple*, chef-d'œuvre où l'art médical est vulgarisé et rendu accessible à tous sans rien perdre de sa dignité ni de sa hauteur de vue scientifique.

Dʳ H. L.

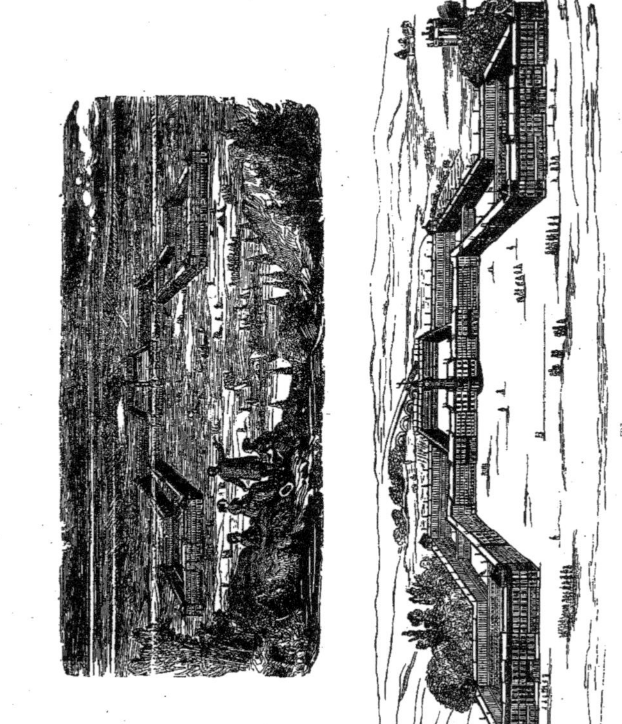

Vues du phalanstère du Brésil en 1842. Cet essai de réalisation de la doctrine de Fourier fut tenté dans la péninsule du Sahy, située sur le fleuve de San-Francisco et dans la province de Sainte-Catherine.

PRÉFACE

J'entreprends une tâche inouïe. Je viens pour la vingtième fois tenter un nouveau moyen d'émanciper l'esprit humain du joug des monopoles universitaires et académiques. Je viens attaquer au centre de sa puissance, la caste la plus ignorante et la plus orgueilleuse, la plus rampante et la plus oppressive que notre globe ait jamais portée. Je viens arracher aux *médecins* leur pouvoir et leur crédit usurpés ; je viens revendiquer, au profit de l'humanité trompée, l'exercice de l'art de guérir, envahi à son détriment par une corporation si nuisible ; je viens tenter en France de doubler la durée moyenne de la vie, ainsi que je l'ai fait à *Rio-Janeiro*, où le fait est constaté par les statistiques du savant Bivar.

Mais pour arriver à ce grand résultat, il n'y a qu'un moyen : c'est de répandre dans toutes les classes, la pratique du nouvel art de guérir ; c'est d'introduire dans les familles l'homœopathie, afin que la médecine devenant enfin de droit commun, cesse d'appartenir à un corps spécial intéressé à la peste, au choléra, à la phthisie, et s'enrichissant de la misère commune. Dans cette position, quel que soit le mérite et même la vertu des individus, il se dégage je ne sais par quelle loi fatale, une atmosphère empestée d'intérêt collectif et d'esprit de corps, qui engendre les résultats les plus monstrueux. Ainsi tant qu'il y aura une classe médicale constituée, l'humanité ne pourra ni se délivrer de la maladie et de la mort prématurée, ni connaître ses véritables médecins.

Malheureusement personne ne semble comprendre ni le but, ni les moyens d'opérer cette grande réforme. La découverte de l'homœopathie offrait une admirable occasion de la réaliser. Les médecins toujours arriérés, toujours retranchés dans leur superbe ignorance, n'ont appris son existence que plus de trente ans après son invention, et alors, au lieu de reconnaître sa valeur, ils l'ont méconnue, injuriée, calomniée. Ils ont tenté une chose impossible, ils ont voulu étouffer une idée plus incompressible que l'eau, plus diffusible que l'odeur, plus subtile que le gaz, plus pénétrante que l'électricité. Ils ont saisi au passage ce rayon de lumière et l'ont couvert d'un boisseau de fonte. L'homœopathie était venue guérir le monde, et pendant vingt ans les médecins ont tenu l'homœopathie prisonnière. Et pendant ce temps-là, que faisaient les malades ? Ils continuaient à tomber par légions sous la faux de la mort, en attendant que leurs *médecins*, voulussent bien s'enquérir de la parole de salut venue du ciel. Et aujourd'hui que peu à peu l'homœopathie a percé enfin ces ténèbres visibles que l'on appelle encore la science, ils reçoivent cette homœopathie des mains des médecins qui n'ayant pu la tuer, s'empressent de l'accepter, non parce qu'elle guérit, mais parce qu'elle enrichit.

Eh bien ! je viens moi seul contre toute mon époque, crier au monde : sauve-toi de la médecine, et tu seras guéri de la maladie. Ne laisse pas pratiquer par les médecins cette homœopathie qu'ils ont bafouée pendant un demi-siècle. Pratique la toi-même : Dieu l'a donnée au monde pour qu'elle soit le patrimoine de l'humanité entière. Le gouvernement, pouvoir matériel, n'a aucune autorité en science, pas plus qu'en religion. Il ne peut conférer des droits régaliens dans le domaine de la pensée. Tout homme apporte en naissant le droit de se traiter et de se faire traiter comme il l'entend. Toute science est de droit commun.

Quant à moi, apôtre de ce monde nouveau vers lequel mon âme aspire, sacrifié il y a vingt ans à une de ces expériences homicides par lesquelles le médecin irresponsable sous l'égide gouvernementale comme les autres fonctionnaires publics, immole sans remords des hécatombes de malades, j'échappais des mains de M. Magendie, représentant du savoir académique, et depuis lors en proie à des douleurs sans remède et sans fin, je n'ai de consolation dans ce monde, que de poursuivre d'une haine sainte dans la médecine, la plus hideuse incarnation du mal sur la terre, et d'appeler sur elle l'animadversion de mes semblables. Depuis lors, pour la combattre plus sûrement, j'en ai étudié les mystères et sondé l'inanité, et n'y ai trouvé que fausseté et mensonge. Errant à travers les peuples, j'y cherche des ennemis à ce grand ennemi de l'humanité.

Deux fois j'ai voulu, mais en vain, frapper le monstre en France, au centre de son pouvoir. Je n'ai réussi qu'à lui faire de légères blessu es. Plus heureux en Sicile, j'y ai fondé un dispensaire devenu aujourd'hui l'académie royale d'homœopathie, et au Brésil, où j'ai moralement tué les facultés et l'enseignement médical, j'ai dressé en face d'eux, une faculté et un enseignement rival. Pendant que mon ennemi, blessé, s'approchait d'une fin trop lente, je suis revenu chercher dans la France des disciples et des collaborateurs. Depuis trois ans j'ai fait bien des élèves, mais, hélas ! à peine sont-ils en possession des ressources du nouvel art, qu'ils se tournent vers la faculté pour lui demander des diplômes. Je recrute donc ainsi pour l'ennemi que je veux combattre, et las d'une lutte insensée, je cherche en Egypte un peuple qui ne connaisse pas les diplômes, et qui veuille vivre et guérir sans médecins. Cette dernière pérégrination accomplie, je pourrai dire plus tard à mon juge suprême : j'ai cherché au couchant, j'ai cherché au levant, j'ai cherché dans mon pays et j'y ai échoué; j'ai du moins tenté tout ce qui était humainement possible. Mais non, je ne puis échouer, il est impossible qu'au dix-neuvième siècle le mal soit assez puissant pour étouffer une vérité telle que l'homœopathie. Je n'ai sans doute manqué jusqu'ici que d'habileté et d'adresse. Un jour, un jour, je trouverai le défaut de la cuirasse de mon adversaire, et alors j'y plongerai ma lance jusqu'à ce que la pointe ait atteint le cœur.

Ne pouvant faire mieux, je consigne dans ce livre le fruit de mon enseignement. Il fera peut-être plus que ma parole pour réveiller de leur torpeur mes concitoyens aveuglés. Il circulera peut-être dans les familles avec des pharmacies portatives. Il prolongera les vies de tous ces amis inconnus auxquels je le dédie, et qui liront peut-être avec attendrissement ce fruit de tant de veilles. Puissent-ils, en faveur de l'importance du fonds, pardonner les défectuosités de la forme de cet écrit, que le temps ne me permet pas de revoir comme je l'aurais désiré. Peut-être quelque jour, si je reviens dans ma patrie, y trouverai je fondée cette école de l'homœopathie française, pour laquelle j'ai tant soupiré, pour laquelle j'ai travaillé avec tant d'ardeur. Peut-être trouverai-je vaincu ce préjugé funeste, que l'homœopathie doit être pratiquée par les médecins, par ses ennemis !

Il ne me reste donc qu'à attendre et à chercher une terre plus hospitalière pour les pénates que j'ai emportés sur ma nef errante, comme le pieux Enée, après l'incendie de Troie.

En laissant à la France cet ouvrage, fruit de mes veilles, je ne lui donne pas une simple compilation populaire comme le *médecin du peuple*, je lui laisse une œuvre scientifique et complète, distincte de tout ce qui l'a précédé. Elle offrira de nouveau à mes lecteurs l'occasion de faire, en dehors de la faculté, un immense progrès, méconnu par les médecins, et de constater l'ignorance officielle démontrée déjà par tant d'expériences analogues à l'apparition de toutes les grandes découvertes.

L'homœopathie, telle qu'elle est sortie des mains de Hahnemann, était déparée par de certaines lacunes que j'ai du successivement combler. Aujourd'hui elle est parachevée scientifiquement. De grands travaux seront sans doute encore nécessaires pour élucider tous les points de la pratique. Il faudra par exemple refaire presque toutes les expériences pures, qui n'ont pas été relevées chronologiquement, ceci est une œuvre pratique ; mais sous le rapport théorique, on peut affirmer sans crainte que l'esprit humain n'ira plus loin.

La notion de similitude, confuse encore dans les écrits de Hahnemann, est aujourd'hui nettement définie dans la triplicité phénoménale du symptôme, de sa localité et de son ordre chronologique.

Cette définition rétablit l'ordre dans le cahos de la matière médicale, et donne la réglementation des expériences futures. Elle résout la théorie des doses si longtemps controversée.

Reconstruction nécessaire après une destruction si puissante, j'ai condensé par la synthèse tout ce que Hahnemann avait dissous par l'analyse. En créant une langue algébrique, j'ai fait monter l'homœopathie au-rang des sciences exactes. Au caractéristique bizarre de Hahnemann, j'ai substitué une formule basée sur l'action générale du médicament ; et ramenant le problème thérapeutique à des données abstraites j'ai tellement simplifié la pratique du nouvel art, que désormais, en quelques semaines, en possèdera ce qui naguère exigeait des années d'études.

Effrayé de son œuvre, Hahnemann n'avait pas osé dire ce qu'il entendait par dynamisme vital. Je l'ai osé pour lui et sur une nouvelle notion de la vie, j'ai basé la physiologie qui manquait à l'homœopathie. Seul contre mon siècle et contre l'humanité entière, j'affirme que je sens en moi une force immatérielle créer le calorique, le mouvement et la matière, et je lance dans le monde cette affirmation, qui soulèvera toutes les colères du matérialisme et du savoir académique, prédestinés à succomber tôt ou tard devant elle.

Je ne parle que pour mémoire des moyens techniques que j'ai inventés, des machines que j'ai fait construire pour la préparation des médicaments. Il est clair qu'il ne peut y avoir de médicament scientifiquement irréprochables que ceux qui sont broyés dans des mortiers de porphyre ou d'agathe, munis d'un compteur, et dilués dans des flacons où le vide à été fait. Tous ces principes ont été établis, et tous mes procédés décrits aussi clairement qu'il m'a été possible dans mes ouvrages ; et cependant personne en France ne s'est occupé de les imiter. Aucun homœopathe ne s'est soucié, pendant mes trois ans de séjour à Paris, de se procurer mes préparations employées heureusement par la plupart des homœopathes purs, en Sicile et au Brésil, et que journellement on me demande de tous les points du monde. Je sais que l'on a dit que l'homœopathie guérissait bien assez comme cela, sans augmenter son efficacité ; qu'elle guérissait même trop, et que le médecin vit de la maladie, et non de la guérison ; mais toi pauvre peuple des souffrants toi qui ne vis pas de ton mal, ne comprendras tu pas que l'heure est venue de te sauver toi-même, et que personne ne te donnera la guérison que toi-même !

A l'homœopathie seule est réservé de débarrasser l'humanité à la fois de la maladie et de la fausse médecine.

Pour cela, comme nous l'avons dit, la science seule serait superflue sans de bons médicaments ; mais encore ici le monopole s'interpose entre le besoin populaire et sa satisfaction. La pharmacie est, comme la médecine, enseignée par une corporation monopoliste ennemie de tout progrès, de toute réforme. Personne ne peut faire, acheter ni vendre de médicaments sans elle. La loi lui prête son appui et des pénalités sévères. Pendant tout mon séjour en France, j'ai été sous la menace de ses persécutions. J'étais, il est vrai, arrangé avec un pharmacien légalement autorisé, mais sait-on les inconvénients attachés à ces actes clandestins ? D'ailleurs cet accord, lui-même, était déjà un délit pour lequel le docteur Bennech a été condamné à l'amende et à la prison. Que de fois n'ai-je pas du cacher mes collections chez des amis complaisants, dans la terreur d'une saisie qui menaçait un trésor plus précieux pour moi que le Kohi-n-oor de la reine d'Angleterre . C'est ainsi que, par des lois iniques, je me suis trouvé, comme Hahnemann, entre la loi et ma conscience. Possesseur de substances que je rapportais du Brésil, possesseur de médicaments préparés par des procédés étrangers à tous les pharmaciens de mon pays, la loi me défendait de m'en servir; et pendant que la Société et ma conscience me rendaient responsable de la vie de mes malades, la loi me défendait d'employer, pour leur salut, les seules armes en lesquelles j'avais confiance. Oh ! que ceux qui roulent en paix dans l'ornière sociale et qui, menant une existence vulgaire, n'enfreignent jamais la loi vulgaire, que ceux-là, dis-je, n'essaient pas de savoir ce que j'ai souffert et ce que j'ai amassé de haine pendant ces trois ans d'angoisse, contre ces règlements stupides des législateurs antiques, carcans rouillés qu'on a donnés pour collier à l'enfance des peuples, et qui, devenus trop étroits, étranglent aujourd'hui les nations adultes !

Telle est l'absurdité des lois écrites, dont la lettre tue constamment l'esprit qui tend à se dégager des ruines de la matière ! Comment l'humanité a-t-elle pu résister si longtemps à l'influence mortelle de ces textes cadavéreux, dont le seul but était de river dans le cercueil des générations putrifiées le berceau des générations nouvelles.

Mais laissons cette thèse humanitaire, et revenons à l'homœopathie, qui, grâces à Dieu, a vécu malgré des lois surannées, et qui peut-être doit en signaler le premier écroulement.

Nous nous sommes efforcé de condenser, dans un seul volume, les rudiments du nouvel art, tel que nous le concevons et tel que de nombreux disciples ont commencé à le pratiquer en Sicile, au Brésil, en France, à Malte et en Egypte.

Rapidement écrit au milieu de luttes sans nombre et des labeurs de l'enseignement, terminé en remontant le Nil jusqu'à ses sources, notre livre pèche sans doute par la forme, mais le lecteur qui s'attache au fond des choses, et le peuple dont les douleurs attendent des secours efficaces, auront sans doute pour nous une indulgence que les aristarques de l'homœopathie n'auraient pas.

Ce livre présente nos idées avec plus de suite et d'étendue que nos précédents ouvrages, et offre quelques additions importantes. Les pathogénésies de *Tachia Guianensis, Anacardium occidentale,*

Macaca cipo, Mata-Mata, Jacare-niger et *Picramnia ciliata,* sont résumées ici en formules algébriques que l'on trouvera dans le tableau des logarithmes, et qui suffiront pour les besoins de la pratique.

A nos continuateurs maintenant de cultiver le sol labouré par nous ! A eux de sauver les 1,500 victimes de l'allopathie qui meurent chaque jour en France, sous la pression infernale du despotisme académique ! A eux d'achever l'émancipation médicale de l'homme et de changer en progrès scientifiques et réglés les commotions volcaniques des partis !

Jusqu'ici il eût été prématuré de publier un livre portant ce beau titre : l'*Homœopathie pure.* Trop de lacunes déparaient la doctrine de Hahnemann.

Aujourd'hui qu'elles sont comblées, c'est une ambition sans doute bien haute encore, mais néanmoins légitimée par les acquisitions progressives de la science, que celle de publier un livre qui la contienne tout entière comme doctrine.

L'homœopathie, en effet, est aujourd'hui complète dans toutes ses parties. Elle a sa double loi physiologique et pathologique, une théorie des doses et une langue rigoureusement formulée, qui permet de résoudre les problèmes thérapeutiques avec l'exactitude dont le chimiste et le mathématicien sont si fiers. La matière médicale pure , enfin classée philosophiquement , n'est plus semblable à un amas de matériaux épars sur le sol ; mais elle a l'aspect d'un monument régulier, dont chacun peut parcourir toutes les parties et décrire tous les éléments. En cela nous avons obéi au mouvement naturel de l'esprit humain, qui veut qu'une synthèse puissante vienne tôt ou tard coordonner les innombrables faits accumulés par les travaux de l'analyse. L'homœopathie, plus qu'aucune autre science, réclamait cette œuvre de reconstruction ; aujourd'hui nous avons la conscience d'avoir relié par une théorie unitaire tous les faits que l'homœopathie primitive laissait sans explication et sans point de contact ; et fort de nos convictions acquises par de longs travaux, nous ne craignons pas de dire que désormais dans cette direction l'*esprit humain n'ira pas plus loin.* Quelque nombreux et variés que soient les faits recueillis à l'avenir, ils trouveront tous place dans le vaste cadre synthétique que nous leur avons préparé.

Nous terminons cet ouvrage sous le ciel de l'Egypte, sur des rivages où le pouvoir des facultés oficielles n'est pas un obstacle à la santé publique et à la constitution d'écoles d'homœopathie pure. Par un singulier rapprochement, c'est en Orient, naguère le pays classique du despotisme, que nous sommes allé chercher l'air de la liberté dont la France est aujourd'hui privée, et que l'Amérique elle-même a déjà en grande partie perdu l'habitude de respirer. Nous étions certain de trouver plus d'animation et de vie chez ces peuples rajeunis à force d'être vieux, que nous n'en avons trouvé sur le reste de la terre. En tout cas, si nous devons, usé par tant de travaux, succomber dans cette nouvelle carrière, il ne manquera pas, dans cette génération d'hommes nouveaux, que nous laissons derrière nous, de combattants pour prendre notre place dans la mêlée humanitaire. Le dernier des faux dieux, Esculape, enfin, succombe à son tour. Place à l'Evangile médical ! Paix à la chair qui souffre ! Salut au monde !

Quand Hahnemann vint, envoyé du ciel sur la terre, apporter l'homœopathie comme un gage de pardon pour l'humanité, comme la divine promesse de la rédemption physique et de l'abolition de la douleur, les peuples auraient dû s'agenouiller pour baiser la main qui répandait sur eux la santé et la vie. Il n'en fut rien. Hahnemann vécut longtemps persécuté, et n'entrevit qu'au déclin de sa longue vie, l'aurore de la gloire réservée à son nom.

Entre la mort du maître et le triomphe de ses principes, il a fallu encore une génération de disciples, de propagateurs, nous dirions presque de martyrs, pour faire accepter au monde ignorant le verbe de salut qu'il repoussait.

L'heure est enfin sonnée où toute résistance sérieuse a cessé. L'allopathie n'a pas trouvé un homme pour soutenir son temple qui s'écroule. La dernière capacité réelle, qui aurait pu tenter sa régénération, Broussais, est mort à la peine. Il est mort, et à sa dernière heure il prenait des globules homœopathiques et était traité par un magnétiseur, par un homœopathe, par Frappart.

Méprisons donc les injures de nos ennemis impuissants. Ces clameurs de l'intérêt blessé n'ont rien de sérieux. Un seul soin doit aujourd'hui nous préoccuper, c'est celui d'étendre, de compléter et d'appliquer l'œuvre de notre maître. Nous disons compléter, car l'homœopathie, telle que nous l'a livrée Hahnemann, était encore pleine de lacunes qui la déparaient.

Il nous restait à tracer le plan de l'*homœopathie absolue* et à poser deux principes qui doivent constituer la théorie de cette science, — savoir : le principe *physiologique et le principe pathologique.*

Pour notre part, nous nous sommes courageusement mis à l'œuvre nous avons posé ces deux lois capitales, et nous en avons déduit les conséquences dans notre ouvrage l'Homœopathie, publié à Paris en 1851.

Aujourd'hui , profitant d'une expérience plus étendue , nous publions ces mêmes travaux renouvelés et élargis.

L'ouvrage est composé de deux parties, dont la première comprend la pathogénésie et la seconde la thérapeutique.

La physiologie, basée sur le principe d'une force créatrice inhérente à l'homme, donne l'explication de tous les actes vitaux insolubles par la vieille hypothèse de l'assimilation. Le spiritualisme entre enfin pour la première fois dans la science de l'homme, et l'homœopathie rompt à jamais avec le matérialisme des écoles. Avec quelle liberté n'allons-nous pas parler aujourd'hui de tous ces faits merveilleux que nous n'annoncions qu'en tremblant, il y a quelques années, car, selon la belle expression de De Maistre, le xviiie siècle durait encore ! Aujourd'hui les esprits sont préparés à écouter ces hautes vérités ; bien plus il faut nous hâter, nos témérités d'hier ne seraient plus que des trivialités demain.

La pathologie est également pourvue d'une loi nouvelle.

Jusqu'ici les homœopathes ne pouvaient, dans l'analyse d'une maladie, faire que deux choses : énumérer la liste de symptômes isolés, que ne réunissait aucun lien, quand ils voulaient être fidèles aux préceptes de Hahnemann, ou, s'ils voulaient généraliser, ils retombaient malgré eux dans les classifications arbitraires de la pathologie scholastique : le chaos d'un côté, de l'autre une fausse lumière. Nous avons trouvé l'issue de cette difficulté si ardue. En posant la loi naturelle selon laquelle les symptômes se coordonnent et s'enchaînent, nous indiquons la règle positive selon laquelle on doit tracer le tableau d'une maladie, et ce tableau n'est plus une abstraction mensongère, mais au contraire l'expression de la réalité la plus pure. Cette loi, aussi simple que féconde, n'est autre que l'ordre chronologique selon lequel sont apparus les symptômes ou éléments morbides. Par elle nous nous écartons de la grossière pathologie des allopathes, qui, en cherchant le foyer de la maladie dans les lésions de l'organe le plus altéré, ne faisaient que constater des effets, quand il croyaient remonter victorieusement aux causes. Nous, au contraire, nous atteignons ces causes en réalité ; car, en passant en revue les symptômes selon l'ordre de leur filiation, nous ne faisons que constater la marche de la nature elle-même, et nous avons la certitude que le médicament, qui reproduira le plus fidèlement cette marche, sera aussi le plus propre à poursuivre dans ses détours et ses transformations le protée de la maladie et à le vaincre pour jamais.

Afin de faciliter l'application de cette loi nouvelle, nous avons créé un système de notation, que nous appelons *algèbre homœopathique*, et à l'aide duquel nous résolvons les problèmes thérapeutiques avec la même facilité que les mathématiciens peuvent le faire pour les équations du premier degré.

Désormais la tâche de l'homœopathe se borne à grouper les symptômes d'après la loi chronologique pour établir la formule de la maladie. Cette formule est composée de signes et de lettres combinés d'une certaine façon ; et comme, d'autre part, les expériences pures, qui ne sont que des maladies artificielles, ont été décrites d'après le même principe et ramenées à l'état de formules analogues, il ne s'agit plus que de comparer les unes aux autres pour voir d'un seul coupd'œil quel est, parmi tous les médicaments connus, celui qui correspond le plus exactement au cas actuel. Cette recherche est d'autant plus facile, que les formules des médicaments sont maintenant classées par ordre alphabétique et forment un véritable dictionnaire ou table de *logarithmes homœopathiques*.

Telle est l'esquisse générale des travaux par lesquels nous avons donné à l'homœopathie la théorie qu'elle réclamait depuis si longtemps. Quant à sa technie, qui elle-même n'était pas complète, on peut voir, dans notre *Pathogénésie brésilienne*, ce que nous y avons ajouté. Nous avons étendu la loi des semblables à la question si controversée des doses, et l'avons ainsi résolue définitivement. Pour notre part dans la propagande de l'homœopathie, tant en Europe qu'en Amérique, nous pouvons revendiquer la fondation de trois instituts et de cinquante dispensaires, l'invention de machines de trituration et de succussion d'une exactitude rigoureuse] et d'une puissance inconnue jusqu'à ce jour, la conversion de cent médecins, l'instruction de cinq cents élèves, la réduction de la mortalité parmi des nations entières, de nombreux ouvrages écrits en italien, en portugais, en latin, en français et en arabe, deux mille articles de journaux, des voyages sous toutes les latitudes, les épidémies et les contagions affrontées, le déchaînement des passions haineuses, l'indifférence, la persécution, l'envie, la calomnie, vaincus ou bravés, le temps, le travail et l'or versés à flots, et l'on comprendra que si la providence nons a évidemment soutenu dans une œuvre supérieure à nos forces, noús avons mérité cette faveur en pratiquant d'abord la maxime salutaire : *Aide-toi. le ciel t'aidera.*

Le présent ouvrage forme un cours complet d'homœopathie, une véritable encyclopédie de l'art de guérir. Les logarithmes homœopathiques ont été revus avec le plus grand soin et notablement augmentés.

Méroé (Nubie), 1852.

Docteur B. MURE.

L'HOMŒOPATHIE PURE

LIVRE PREMIER

Pathogénésie

Pour bien exercer l'homœopathie, il faut d'abord connaître l'homme à l'état de santé ; il faut ensuite étudier la maladie dans ses causes et ses manifestations ; il faut savoir appliquer le remède qui peut ramener la maladie à l'état normal.

La première de ces trois études se nomme physiologie, qui comprend l'anatomie ; la deuxième pathogénésie, et la troisième ; thérapeutique.

Cette dernière est, en réalité, la médecine elle-même ; les deux autres ne constituent que des préliminaires et ont été traitées sommairement dans le *Médecin du peuple*, où nous avons exposé comment nous entendons le jeu de la vie.

Toute la matière organique découle d'un centre vital qui constitue d'abord le système nerveux, puis l'appareil circulatoire, et enfin l'appareil de l'alimentation divisé en deux branches distinctes, celle de la digestion proprement dite , et celle de la respiration.

Ce jeu de la vie ne peut s'accomplir que par un travail, une lutte, un combat dont la nutrition est le prix.

Nous ne grandissons que par ce que nous avons détruit.

De là cette illusion des physiologistes vulgaires, qui se figurent que l'aliment broyé, dénaturé, décomposé, en succombant sous l'effort de la réaction foudroyante de notre vie, s'est incorporé lui-même aux tissus qui se développent et croissent après notre victoire sur le monde extérieur.

La digestion des aliments solides ou liquides est, avons-nous dit, intermittente, celle de l'air ou respiration est continue. La vie ne doit pas s'arrêter une seconde depuis l'instant de notre naissance jusqu'à la mort. Pressés par toutes les existences qui nous environnent, nous ne subsistons qu'à condition de les dévorer constamment jusqu'au jour où les flots de l'océan de vie se refermeront sur le point où notre frêle esquif aura sombré pour jamais. Mais, jusqu'au moment fatal, cette guerre est notre état normal. Ce que nous appelons la santé n'est autre chose qu'une réaction constamment heureuse contre les agents universels qui nous étreignent, une série de petites maladies sans cesse renaissantes et sans cesse étouffées dans leur germe. Et si nous voulons bien examiner ce que sont en elles-mêmes ces petites incommoditées successives, nous trouverons qu'elles ne sont que la médication continue et homœopathique du mal originel, dont nous apportons le principe en naissant, et qui nous consumerait en peu de jours s'il ne trouvait à exercer sa force destructive sur des objets que nous lui présentons à dévorer. Chose affreuse à penser : la mort nous entoure de toutes parts ! Le monde extérieur nous la présente à chaque instant et sous toutes les formes ; mais c'est moins encore du dehors que du dedans qu'elle nous menace. Elle habite en nous, toujours prête à engloutir la fragile enveloppe qui nous a été donnée pour nous vêtir dans le temps, et plusieurs fois par jour, elle nous avertit impérieusement de sa présence par le cri de la faim. Familiarisés par l'habitude avec les exigences de cet hôte insatiable, nous les calmons en lui offrant les produits de la chasse ou de l'agriculture, et elles s'apaisent pour renaître après quelques heures. Un sentiment de bien-être accompagne cet acte de destruction et de carnage. Nous triomphons de notre courte victoire. C'est couronnés de fleurs que les mortels aiment à s'asseoir à la table du banquet, et cependant ces sensations si agréables, produites quand la faim est apaisée dans son principe, feraient bientôt place aux plus cruelles douleurs et seraient les préludes du trépas, si les aliments accoutumés venaient à nous manquer. Tel est le sens de la tête de mort que les Romains plaçaient dans la salle du festin, et que l'on retrouve souvent dans les vers d'Horace si légers par la forme, si graves au fond. Oh ! Bichat avait bien raison, quand il disait que la vie est l'ensemble des forces qui résistent à la mort. Aveugle qui ne l'a pas compris !

La maladie proprement dite est une lutte moins heureuse, une réaction moins franche, contre le monde extérieur. Elle aura lieu de deux manières : d'abord, lorsque la quantité des aliments sera insuffisante, et que la force vitale, ne trouvant à quoi s'en prendre, en vient à se détruire elle-même. On peut dans les cas de diète prolongée remarquer du reste des symptômes inflammatoires assez violents, pour montrer que la faim est plutôt irritante que débilitante. M. Andral du reste, qui a l'air de mener le deuil de la pratique allopathique, a fait ressortir ce fait dans son hæmatologie et montré tous les dangers de la diète forcée dans le traitement des maladies. Secondement, la maladie se développera encore, lorsque par leur quantité ou leur qualité les aliments viendront stimuler ou irriter le tube digestif. Alors des vomissements ou une diarrhée critique viendront le plus souvent prévenir le danger et délivrer le malade ; mais si quelques-unes des molécules nocives franchissant les barrières par lesquelles une nature prévoyante a protégé l'intégrité de notre organisation, s'approchent davantage de notre centre de vie ; en un mot, quand il y aura tendance à assimilation, le cas sera beaucoup plus grave. Ce que les physiologistes regardent comme l'acte habituel et nécessaire de la vie, est au contraire l'acte nuisible par excellence. La tendance à l'assimilation, n'a qu'un nom, c'est empoisonnement ; quant à l'assimilation elle-même, elle s'appelle la mort. Il suffit qu'une seule molécule étrangère viole le sanctuaire de notre vie pour que nous succombions instantanément.

Aussi lorsque Hahnemann veut rendre une subtance quelconque médicinale, il n'y a qu'un procédé pour y parvenir et c'est un procédé infaillible : il triture ou secoue cette substance de manière à désagréger toutes ses parties et à les réduire à des molécules infiniments petites. Ce point obtenu, il y a un médicament actif, lors même que ce corps, à l'état ordinaire, nous paraîtrait complètement inerte et s'appellerait charbon de bois, lycopode, silice, argile, sepia, etc., etc.

C'est aussi le procédé que suit la nature quand elle veut nous rendre malades. Elle nous apporte dans l'air que nous respirons des miasmes tellement subtils, que les chimistes ne peuvent avec leurs meilleurs réactifs, en retrouver la trace.

Maintenant que nous savons comment nous devenons malades, il nous serait facile d'apprécier la nature des différentes maladies et les formes générales qu'elles peuvent revêtir. D'après les notions de physiologie que nous avons données, on pourrait établir quatre ordres de maladies différentes selon les appareils organiques qui seraient affectés. Nous avons tenté dans cette direction un essai que nous offrons à nos lecteurs comme un simple projet propre à exercer l'esprit dans ces régions inexplorées jusqu'à nous, mais auquel nous ne nous attacherons pas trop de peur de nous détourner de notre but.

Le 1ᵉʳ ordre sera celui des voies digestives manifesté comme nous l'avons dit par des vomissements ou la diarrhée. On peut lui joindre les lésions extérieures, telles que contusions, blessures légères, etc.

Le 2ᵉ ordre contiendra les affections dans lesquelles la substance étrangère sera parvenue dans le torrent circulatoire, et qui ont pour symptôme spécial la fièvre continue, c'est-à-dire la chaleur et l'accélération du pouls. Ces maladies tendent à se localiser, à présenter des symptômes extérieurs, telles que des éruptions cutanées, des excroissances, des inflammations de diverses natures. Plusieurs d'entre elles ne se reproduisent habituellement qu'une fois dans la durée de la vie; ainsi sont la rougeole, la scarlatine, la variole, la fièvre typhoïde, etc., etc.

Le 3ᵉ ordre contient les maladies nerveuses. Ici une nouvelle barrière est franchie. La triple tunique des vaisseaux sanguins a laissé pénétrer en nous une molécule étrangère. Celle-ci, égarée dans nos tissus, est venue influencer la circulation nerveuse et ébranler par un contact presque immédiat notre centre de vie.

Le symptôme fondamental de cet ordre de maladies est le froid glacial et la fièvre intermittente remarquable par des accès revenant à des intervalles réglés, séparés souvent par des intervalles de bien-être absolu. Toutes les névralgies ont cet étrange caractère de l'intermittence et de la périodicité. Les convulsions, l'épilepsie, le tic douloureux, l'asthme nerveux, la douleur sciatique, reviennent après certains intervalles et disparaissent de même. Mais, hélas ! si le malade éprouve un soulagement inconnu dans les maladies de l'appareil circulatoire, il a par contre la triste perspective de leur retour presque certain. Presque toutes les maladies nerveuses sont chroniques. Le plus souvent ces affections n'ont pas de symptômes matériels et ne se manifestent au dehors que par la maigreur, le teint pâle ou verdâtre, et par un dépérissement général ; mais aussi quelque fois elles s'accompagnent de lésions extérieures, et alors ce ne sont plus des éruptions ou des excroissances, mais des ulcérations sanieuses, d'un aspect livide, la gangrène des chairs ou la nécrose des os qui manifestent l'abdication graduelle de notre principe de [vie, qui se retire en abandonnant une partie de nous-mêmes à l'ennemi victorieux.

4° Ordre. — Maladies morales. — Maintenant tout est fini en apparence. Le tube intestinal d'abord, puis le tissu des artères, le névrilème lui-même ont laissé passer la molécule du monde extérieur. Il semble que tout soit dit, et cependant il est encore un fait plus grave, il est encore une dernière barrière à franchir.

Jusque-là, au milieu de la décadence de nos organes, nous restions au moins nous-mêmes et nous pouvions, témoins impassibles de tant de ruines, nous armer d'un courage stoïque pour crier à la douleur : non tu n'es point un mal. Mais si la monade vivante qui habite notre cerveau est elle-même mise en contact avec un atome venu du dehors, alors commence une nouvelle et dernière série de maux. Alors notre âme ne saura plus distinguer les impressions venues du dehors, de celles que l'agent étranger éveillera à côté d'elles. Alors les impressions du dedans prédomineront parfois sur celles du dehors, et comme les hommes n'ont de commun que celles du dehors ils ne manqueront pas de dire que nous voyons des objets imaginaires et que nous sommes fous. C'est dans cet état que les yeux, par un mouvement instinctif, se convulsent en haut et font un violent effort pour se retourner en dedans et voir en nous ces spectacles inattendus qui dépassent en vivacité toutes les merveilles de la terre.

Cet ordre de maladies est encore plus dépourvu de symptômes matériels que le précédent. Il offre au contraire parfois une puissance prodigieuse d'énergie physique, et une indomptable réaction contre les influences atmosphériques. Déjà dans les maladies nerveuses on voit parfois des femmes délicates et frêles raidir convulsivement leurs bras avec un effort que les forces réunies de plusieurs hommes ne pourraient vaincre. Il se passe dans les maladies mentales des phénomènes plus prodigieux encore. Certains maniaques sont insensibles à la douleur et se découpent les chairs avec une complète indifférence. D'autres se plaisent à brûler un de leurs membres. Un grand nombre résistent si bien à l'influence du froid, qu'ils passent l'hiver entier peu ou pas vêtus, et dorment ainsi les croisées ouvertes, sans prendre le moindre refroidissement. Enfin, pour peindre par un dernier trait les maladies mentales, elles alternent souvent avec les maladies physiques, de sorte que le patient est tour à tour débarrassé de l'une et soumis à l'autre.

Nous n'insisterons pas davantage sur le caractère spécial des quatre grandes divisions qui séparent toutes les maladies. Seulement nous ajouterons que ces distinctions ne sont pas tellement profondes, que souvent une maladie n'appartienne à la fois à plusieurs d'entre elles. On peut même dire que toute maladie a des symptômes puisés dans les quatre ordres. Cependant tous les pathologistes nous accorderont que les maladies en général offrent un caractère bien tranché, qui les rattache à l'un de nos groupes.

Ici nous quitterons les considérations théoriques sur la santé et la maladie, et nous arriverons à la partie pratique de notre sujet.

Laissant de côté les maladies causées par l'excès des aliments, par une indigestion purement accidentelle ou bien par une abstinence prolongée, pendant laquelle la force vitale livrée à toute l'impétuosité de son action se dévore pour ainsi dire elle-même, faute de trouver à s'exercer sur les éléments externes, nous passerons aux affections produites par les qualités nuisibles de certains aliments, tendant à introduire en nous leurs molécules et portant dans nos fonctions un trouble qui constitue la maladie elle-même.

Jusqu'à présent les médecins n'avaient étudié cet ordre de phénomènes que dans ses manifestations spontanées, lorsque les maladies naturelles venaient assaillir un de leurs semblables. Hahnemann, le premier, a voulu et su provoquer chez lui d'abord, puis chez ses disciples, des maladies artificielles et volontaires, dont la forme bien arrêtée a présenté à l'observateur une admirable occasion de saisir les secrets de la nature.

Fortement assis sur ce terrain de la réalité, guidé par une méthode aussi sûre, Hahnemann, brisant avec les fausses traditions des écoles, ne s'occupa que de recueillir les faits nombreux et imprévus qui s'offraient à lui dans cette vie nouvelle. C'est ainsi qu'il créa peu à peu cent tableaux de maladies développées artificiellement avec une rigueur scientifique, et qu'il constitua pour la première fois une matière médicale pure.

A cette fin il prenait une petite quantité d'une substance active, et notait avec un soin rigoureux tous les dérangements provoqués dans l'état habituel de la santé : l'appétit, les sécrétions, les excrétions, la sueur, l'état du pouls, les dispositions de l'âme, les sensations nées sur les différentes parties du corps, avec leurs nuances les plus délicates et les plus fugitives. Enfin il suivait avec un soin religieux les signes indiquant la persistance de l'action médicale en lui, et lorsque ces signes, manquant tout à coup, laissaient reparaître l'état de santé habituelle, il en marquait l'instant avec soin et déterminait la durée précise d'action du médicament.

Il avait admis, au lieu des tableaux imaginaires groupés pour les besoins de leurs thèses par les pathologistes, une reproduction exacte de la maladie provoquée par chacun des agents expérimentés, et grâce à cette daguerréotypie médicale exécutée aussi consciencieusement que savamment conçue, il posséda bientôt une galerie de peintures si fidèles, qu'il ne tarda pas à y lire un des plus grands secrets de la nature, et dota du premier coup le monde de la loi des semblables ; grâce à laquelle l'humanité a pu comprendre les guérisons spécifiques du passé, et pourra, quand elle le voudra, se délivrer de la douleur et de la mort prématurée.

C'est ici qu'apparaît dans toute sa grandeur la supériorité de la méthode intellectuelle et vraiment savante sur la méthode académique, et la simple observation des faits. Entassez des faits, nous crient les académies et l'université, entassez des faits, c'est de là que sortira la science. Et malheureux adversaires du progrès, où donc avez-vous vu dans l'histoire que la science puisse sortir des faits accumulés ? Apprenez une chose, apprenez que jamais il ne sortira d'une observation que ce que vous y aurez mis d'avance, et que les faits ne vous révèleront les secrets de la nature que s'il y a en vous une voix divine qui les a désirés et pressentis.

A-t-il manqué des observateurs en médecine, depuis Hippocrate jusqu'à Sydenham, depuis Galien jusqu'à Bœrhaave, depuis Celse jusqu'à Baglivi ? Et de nos jours Brown, Thomassin, Broussais, Laennec, Andral, Rostan, Bouillaud et tant d'autres, n'ont-ils pas résumé des amoncellements de faits capables d'effrayer l'imagination ? Qu'est-il résulté de tant d'observations suivies par des milliers d'hommes pendant des milliers d'années ? Nous le savons tous : presque rien pour l'art de guérir, et Hahnemann a pu dire avec autorité aux médecins de tous les âges, que tous les trésors de leur savoir infini ne leur avaient pas appris à guérir une brûlure ou un rhume de cerveau.

Hahnemann, au contraire, éclairé par la prescience du génie, secouant le joug des traditions scholastiques, veut aborder par lui-même ce grand problème de la médecine qui avait lassé cent générations, et du premier coup il découvre ce que toute l'humanité cherchait en vain depuis l'origine du monde et ce que tant de milliards de faits multipliés sur tout être vivant depuis la création n'avaient jamais éclairci. Et pourquoi Hahnemann a-t-il eu cet immense bonheur ? C'est qu'après avoir vu ses maîtres entasser les faits sans profit, il a cherché une meilleure route qu'eux ; c'est qu'il a dominé par le génie le problème qu'il se posait; c'est qu'il s'est dit que les faits vulgaires ne prouvent rien, quelque nombreux qu'ils soient ; c'est qu'il a voulu produire et étudier une maladie pure, au lieu de regarder défiler sans profit et sans fin sous ses yeux l'armée interminable et confuse des maladies naturelles ; et voyez comme le nombre des faits est peu de chose ! Ce n'est pas à sa centième expérience que Hahnemann a trouvé l'homœopathie , mais c'est à son premier pas; c'est dès le premier début; c'est au premier médicament qu'il prend. Il expérimente la poudre de quinquina, et il éprouve une fièvre intermittente, et instantanément son esprit est éclairé, et il comprend que les guérisons s'opèrent chez l'être vivant, lorsque l'on prend un médicament capable de produire une maladie analogue à celle que l'on éprouve. Et devant ce fait unique qui a raison, disparaît cette effrayante majorité de tant de billions de faits observés par des millions de savants qui avaient tort. En vain tous les médecins, d'accord avec tous les malades, répétaient depuis trente siècles que les maladies se guérissaient par les contraires ; il n'a fallu qu'un instant à l'envoyé du ciel pour rejeter au rang des mensonges cette assertion universelle si évidente pour les savants vulgaires, mais fausse pour le génie et l'expérimentation sincère.

Fort de sa découverte sans prix, Hahnemann en multiplia les preuves et en développa les conséquences pendant plusieurs années. Il refit sur un nouveau plan toute la pratique de l'art médical.

Les médecins expérimentaient sur les malades, lui observa sur l'homme sain.

Les médecins traitaient par la loi des contraires, lui appliqua la loi des semblables.

Les médecins mêlaient ensemble leurs médicaments, lui

n'administra qu'une seule substance dans le plus grand état possible de pureté.

Les médecins administraient de fortes doses, lui administra des doses de plus en plus faibles, qui finirent par prendre de leur tenuité le nom d'infinitésimales.

Les pharmaciens employaient le feu et les réactions chimiques pour préparer leurs recettes, lui fit toutes ses préparations à froid et par le moyen de deux opérations mécaniques : la trituration et la succussion.

Ainsi rien ne resta debout du vieil édifice, et à sa place fut tracé le plan d'un monument radieux de simplicité et de jeunesse, vers lequel peut se réfugier avec confiance l'humanité souffrante. Elle y trouvera, si elle le veut fermement, la fin de tous ses maux. Nous allons, pour notre part, examiner quelles parties de son œuvre Hahnemann a parachevées et ce qu'il nous a laissé à faire. Colomb a révélé au vieux monde l'existence de l'Amérique ; mais après le point qu'il a touché le premier, s'étendaient des îles sans nombre et des continents sans fin, qu'il a été donné à ses continuateurs de découvrir à leur tour. Ainsi il en est de l'homœopathie. Sublime enfantement du génie, elle ne s'étendra sur le monde que si les cœurs s'unissent pour en répandre les bienfaits ; elle ne possèdera toute son efficacité qu'après avoir reçu une élaboration dernière, qui en coordonne toutes les parties en éliminant tout ce qui pourrait rester en elle d'étranger et de vieilli. C'est ce que nous cherchons à faire depuis de longues années ; c'est ce que nous avons voulu résumer dans cet ouvrage. Puissions-nous avoir atteint le but de nos aspirations constantes et de notre persévérance laborieuse !

Expérience pure, loi des semblables, formules simples, petites doses : tels sont, avons nous dit, les quatre points principaux de la réforme de Hahnemann, qui contiennent en effet virtuellement le nouvel art tout entier , mais que le maître n'a pas eu le temps de développer dans toutes leurs conséquences. Nous allons les passer en revue et indiquer les parties qui, à notre sens, sont complètement achevées, et celles qui nous ont offert des lacunes que nous avons dû combler.

Expérimentation pure.

Hahnemann, avons nous dit, a su le premier interroger la nature et analyser avec le soin convenable les sensations et les diverses lésions produites chez l'homme par les substances toxiques. Il a créé la langue des symptômes et lui à fait exprimer toutes ces nuances que ses prédécesseurs avaient négligées ou méconnues ; et dans sa matière médicale, il a livré au monde des tableaux de maladies qui peut-être ne seront jamais égalés. Mais à notre sentiment d'admiration profonde se joint celui d'un regret amer, quand nous pensons que l'auteur de ces pathogénésies admirables au lieu de les donner aux hommes telles qu'elles étaient sorties de ses mains, en a brisé lui-même le moule primitif, et, voulant classer les symptômes dans un ordre nouveau, en a détruit l'harmonie, pour lui substituer une classification arbitraire, dont nous allons saisir tous les inconvénients.

Hahnemann, en effet, après avoir recueilli patiemment tous les effets produits par un médicament donné, nous eût rendu un immense service s'il eût tiré simplement une copie, un simple procès-verbal de son expérience, dans lequel nous aurions pu étudier l'ordre selon lequel s'étaient succédé les différents phénomènes appartenant à la sphère d'action d'un médicament ; mais l'apparente confusion avec laquelle se manifestaient ces éléments morbides, le premier éblouissement produit par ces milliers de symptômes sans connexion apparente, étonnèrent l'esprit du père de l'homœopathie, et il crut faire une chose commode pour lui et utile pour les autres en arrangeant dans un ordre plus régulier ces molécules sans lien apparent. A cette fin il résolut de les grouper selon l'ordre anatomique, en commençant par la tête et en finissant par les pieds. Ainsi il recueilit avec soin, dans le relevé de son expérience, tous les symptômes qui s'étaient manifestés sur un point donné du corps et les réunit tous ensemble dans un même chapitre. De cette façon une douleur du pied, qui s'est manifestée une heure après la prise d'un médicament, s'est trouvée rejetée à la fin du cahier, et nous trouvons au contraire au commencement un mal de tête qui peut-être s'est manifesté le 30ᵉ ou le 40ᵉ jour. Il est facile de concevoir que cette dislocation d'une expérience, dont les éléments avaient un enchaînement naturel, a dû en faire perdre le sens intime et en détruire l'harmonie fondamentale. Chaque symptôme en effet prend un sens de ceux qui le précèdent ou qui le suivent, et sa signification sera différente s'il a paru quelques instants après l'ingestion du médicament, ou s'il s'est produit après plusieurs semaines. Il y a plus : les médicaments soumis à des expériences multiples finissent par atteindre successivement tous les appareils organiques des expérimentateurs, et reproduisent tous des symptômes presque identiques ; ce qui fait que toute personne qui ouvre pour la première fois la matière médicale, trouve avec quelque raison que tous les médicaments se ressemblent et produisent les mêmes effets.

N'arrive-t-il pas la même chose dans un art bien connu, l'imprimerie, lorsque les lettres qui composaient un discours, un poème ou un vaudeville sont distribuées dans les casses du compositeur ? Alors un morceau de Voltaire, de Benjamin Constant, ou de Chateaubriand, nous donnent le même nombre de lettres de chaque espèce, et nul pouvoir humain ne pourrait restituer le texte exprimé naguères par les types mobiles, irréparablement détruit par leur dispersion. Voilà, on peut le dire, ce qui nous arrive pour les pathogénésies que nous a léguées Hahnemann dans sa matière médicale. Par amour pour une vaine symétrie, ce grand homme a, de ses propres mains, mis en pièces les divines statues créées par ses veilles, et au lieu des formes idéales et sublimes qne nous étions en droit d'attendre de lui, il ne nous a livré que les fragments pulvérisés du marbre qui les avait un instant fixées. Au lieu d'un ensemble organique, il ne nous a laissé que des molécules incohérentes et diffuses. Nous n'avons plus un édifice, mais des pierres innombrables éparses sur le sol sans aucun ordre apparent.

Frappé de la confusion empreinte sur son œuvre naissante, Hahnemann, il est vrai, a cherché à y remédier par un expédient ingénieux et qui mérite de fixer toute notre attention. Ce grand observateur, à défaut de l'unité et de l'ensemble qui lui échappaient dès son premier pas, voulut retrouver dans les détails ce cachet particulier qui devait servir pour ainsi dire de signalement à chaque médicament, et déterminer son emploi dans chaque cas morbide précisé. Penétré de cette idée, et guidé par une sagacité inouie, il arriva bientôt à reconnaître ce qu'il appelle les symptômes caractéristiques, c'est-à-dire ceux qui se distinguent des autres par quelque circonstance bizarre, singulière, frappante, extraordinaire. Voici comment il s'exprime (*Organon de l'art de guérir*, § 153). Le sujet est trop important pour ne pas rapporter la parole textuelle du maître :

« Quand on cherche un médicament homœopathique, il faut surtout et presque exclusivement s'attacher aux symptômes *frappants, singuliers, extraordinaires* et *caractérisques* ; car c'est à ceux-là principalement que doivent répondre des symptômes semblables dans la série de ceux qui naissent du médicament qu'on cherche, pour que ce dernier soit le remède à l'aide duquel il convient le mieux d'entreprendre la guérison. Au contraire, les symptômes généraux et vagues, comme le manque d'appétit, le mal de tête, la langueur, le sommeil agité, le malaise, etc, méritent peu d'attention, parce que *presque tous les médicaments produisent quelque chose d'analogue.* »

On le voit, Hahnemann avait parfaitement pressenti les difficultés qui devaient plus tard embarrasser ses disciples et emprisonner la pratique de son art dans une impasse d'où nous devons le faire sortir à tout prix. Il voyait bien que tous ses médicaments refoulés violemment dans un même moule, reproduisaient une forme extérieure presque identique, au lieu des contours individuels que présentent tous les types fournis par la nature ; mais il crut échapper à la confusion qui naissait de cette similitude en se rattrapant sur les détails et en retrouvant dans chaque symptôme pris isolement, cette physionomie propre qui lui avait échappé dans l'ensemble. C'est ainsi qu'un antiquaire, en trouvant le sol jonché des débris d'un ancien monument, dont rien ne lui indique la destination primitive, cherche, à défaut des indications effacées par le temps, à retrouver au milieu des ruines quelque médaille dont l'empreinte et l'inscription viennent dissiper ses doutes et fixer son indécision. C'est ainsi que, dans les époques primitives, on ne pouvait indiquer un domicile dans une cité qu'en décrivant minutieusement les formes extérieures et les accessoires de la maison ; les bancs de pierre et les clous rouillés de la porte, le nombre des croisées, le soupirail du caveau et la mousse du toit : mais reconnaissons-le et tout juge impartial le reconnaîtra avec nous, combien une pareille méthode n'est-elle pas imparfaite ? Combien sont fugitifs et incertains ces tours de force d'une analyse indéfinie ! Et puis peut-on donner pour règle commune un moyen qui suppose dans chaque homœopathe un talent et une finesse d'observation qui ne pouvaient appartenir qu'à l'auteur même de ces admirables expériences dont les perfections éclatent encore dans les débris qui nous en restent.

D'ailleurs, de deux chose l'une : ou les symptômes caratéristiques ont seuls une valeur réelle, et alors il faut les conserver seuls et éliminer tous les autres ; ou bien les symptômes généraux ont une valeur aussi, et alors il est de notre devoir de chercher, jusqu'à ce que nous l'ayons trouvée, dussions-nous chercher jusqu'à notre dernière heure. Or, remarquons bien que, sur une centaine de symptômes, on en trouve à peine un de caractéristique ; et que si l'expérience pure d'un médicament était réduite à ces simples éléments, elle prendrait un aspect tellement étriqué et bizarre que la dignité de l'art et sa pratique en seraient également compromises. Il est du reste plus difficile encore de saisir dans une maladie les symptômes caractéristiques du patient, qu'il ne l'a été de signaler ceux du médicament, et par suite d'établir une similitude qui est la base de tout traitement. Ainsi de toutes parts nous arrivons à des difficultés inextricables. Hahnemann, lui-même, n'a pu nulle part dans ses écrits tracer à ses disciples une règle de conduite satisfaisante. Il répète constamment, il est vrai, et sous mille formes différentes, qu'il faut choisir un médicament dont la contre-image représente exactement les phénomènes de la maladie ; mais il ne donne nulle part un procédé technique applicable dans tous les cas pour saisir et fixer cette contre-image, et désigner nettement dans toute la matière médicale connue la substance qui la reflète le plus exactement. Retranché dans ses préceptes théoriques, Hahnemann s'est refusé toute sa vie à publier les moyens dont il se servait lui-même. Une seule fois, vaincu par des obsessions sans nombre, il a publié, dans une préface, deux histoires de cas légers guéris par l'homœopathie, que nous avons reproduits avec soin, comme la seule trace de la pensée du maître sur ce grave sujet (Voyez *Pathogénésie brésilienne*, page 63). Nous voyons, sous ce silence affecté, un embarras réel, et pour mieux dire, l'impossibilité absolue où s'est trouvé Hahnemann de communiquer à la postérité une méthode dont lui-même ne se rendait pas compte, et qui était plutôt instinctive que scientifique.

Chaque cas de maladie qui a été guéri, dit-il, dans ce passage remarquable, ne montre que la manière dont il a été traité. La marche même du traitement repose sur les principes que l'on connaît déjà, et que j'ai développés dans l'Organon. *On ne peut pas lui donner des formes réelles pour chaque cas particulier qui se présente*, et la relation d'une guérison isolée ne la rendrait pas plus claire qu'elle ne l'était déjà, par la seule exposition des principes qui lui servent de base. Chaque cas de maladie non miasmatique étant individuel et spécial, ce qui le distingue de tout autre cas lui est également propre, n'appartient qu'à lui, et ne peut servir de modèle au traitement à suivre dans d'autres cas. S'il fallait décrire un cas complexe de maladie, comprenant des symptômes, et le faire d'une manière assez pragmatique pour que les motifs qui ont déterminé dans le choix du remède, fussent d'une clarté parfaite, cette discussion fatiguerait autant l'historien que le lecteur.

Enfin il ajoute : « La recherche d'un si petit cas de maladie, et le choix du moyen homœopathique qui y convient sont bientôt faits. Il ne faut pour cela qu'un peu de pratique, et posséder les symptômes des médicaments dans sa mémoire, ou savoir les trouver aisément dans le livre. Mais en écrire le narré, avec tous les motifs pour et contre que l'esprit aperçoit et juge en un instant, c'est, comme l'on voit, un travail long et fatigant. »

Evidemment ces raisons sont de mauvaises défaites. Le choix du médicament, conclusion de tous les travaux, de toutes les recherches de l'homœopathie, mériterait d'autres éclaircissements que ceux-là ; et si Hahnemann en eût connu les règles précises, il n'aurait pas manqué de les exposer *ex professo*. Il ne s'agit pas ici de l'ennui du maître ni des disciples. Certes, tous les détails donnés par Hahnemann sur un pareil sujet auraient intéressé ses lecteurs au plus haut degré, et tous en auraient suivi les développements, eussent-ils rempli plusieurs volumes. Mais, nous le répétons, Hahnemann évidemment n'avait pas de principes arrêtés sur ce point, et s'il a été si heureux dans ses traitements, c'est que, par une espèce d'intuition rétrospective, son génie retrouvait dans sa mémoire ces grands traits des expériences pures, dont

nous n'avons plus que les éléments dispersés. A défaut des
éclaircissements que nous refusait Hahnemann, nous avons formulé
pour notre compte une méthode exacte pour le choix du médicament (*Pathogénesie brésilienne*, pages 62 et 67), le nombre des
élèves que nous avons initiés à la pratique de l'art nous ayant
obligé à leur tracer nettement une règle de conduite; mais cette
méthode, longue, difficile, laborieuse, et que nous n'imposions
qu'avec une extrême difficulté, s'écarte déjà considérablement de
celle de Hahnemann, en subordonnant les symptômes caractéristiques aux symptômes fondamentaux. Dès le principe du reste,
nous en avons si bien senti tous les inconvénients, que nous
n'avons cessé de chercher quelque chose de préférable que nous
avons enfin trouvé ; et certes, il était juste que nous qui avions
seuls creusé jusqu'au bout, et seuls formulé une règle pour le
choix du médicament d'après les principes analytiques, nous
fussions récompensé de cette tâche ingrate en arrivant plus
tard, par une route toute nouvelle, au procédé facile et rassurant
d'une synthèse compréhensive.

Plusieurs fois déjà, nous avons été amené à parler du choix
du médicament pour les malades, à propos de l'expérience pure.
On ne doit pas nous en vouloir de cette excursion sur le terrain
de la thérapeutique, à laquelle nous avons été entraîné par le
besoin de suivre dans son évolution la pensée de Hahnemann.
Tout est tellement lié dans chaque science, qu'il est difficile
d'isoler complètement toutes les parties de son sujet, et d'ailleurs,
ces aperçus généraux ne peuvent qu'aider à comprendre les détails
qu'il importe de rattacher à un centre commun. Nous allons revenir à la ligne dont nous avions légèrement dévié.

Hahnemann, disions-nous, avait voulu retrouver dans les détails
minutieux de l'analyse une physionomie particulière à chaque
symptôme, pour remplacer le caractère général du médicament
qui lui échappait. Il l'a tenté, disions-nous, mais avec peu de
succès, ainsi qu'il est facile de le voir dans les applications des
médicaments au traitement des malades. Pouvons-nous espérer
de combler cette lacune, et rétablir la science pathogénétique sur
ses véritables bases ? Nous le croyons, et c'est ce que nous avons
essayé dans notre *Pathogénesie brésilienne*, contenant trente six
expériences pures, reproduites purement et simplement d'après le
procès-verbal des sensations des expérimentateurs. Nous avons

prouvé, en publiant ce travail, que les médicaments, tout en reproduisant les mêmes symptômes généraux, pouvaient parfaitement avoir une physionomie distincte, selon l'ordre dans lequel ces symptômes étaient rangés. Nous avons prouvé qu'indépendamment des traits bizarres, singuliers, signalés par Hahnemann dans les symptômes isolés, il y avait quelque chose de bien plus important dans l'ensemble même de ces symptômes. Nous avons prouvé que cet ensemble avait une forme propre, dépendante de la série de ces éléments ; et au lieu des caractéristiques bizarres, frappants, singuliers, des symptômes pris à part, nous avons enfin trouvé un caractéristique général, propre à chaque substance, et qui plus tard devait servir à nous indiquer le choix du médicament d'une manière rapide, sûre et invariable. Dès lors, à la place des cent mille symptômes contenus dans les répertoires, nous n'avons plus à compter qu'avec un petit nombre de médicaments bien définis, et la mémoire a pu, sans fatigue, s'approprier les principaux éléments de la matière médicale pure.

Pendant ces recherches, nous avons vu, presque à notre insu, se former sous notre plume les premiers rudiments de l'algèbre homœopathique, reproduction exacte de notions exactes, langue synthétique d'une science désormais constituée, puissant instrument logique, à l'aide duquel l'homœopathe se joue des difficultés qui ont arrêté ses prédécesseurs. A l'aide de cette langue nouvelle, nous avons résumé dans une formule claire et précise l'action de chaque médicament ; et nous avons groupé toutes ces formules par un enchaînement logique, qui les rattachait les unes aux autres, de sorte qu'après avoir reconstruit avec les matériaux épars l'unité organique de chaque médicament, nous sommes parvenu à composer une unité supérieure comprenant elle-même tous les médicaments particuliers, et que si nous pouvons justement comparer chaque médicament à un édifice régulièrement distribué, la matière médicale entière peut être comparée désormais à une ville bien construite, dans laquelle il est facile de se retrouver en parcourant des rues bien alignées, des boulevards et des places ornées des chefs-d'œuvre splendides de l'architecture.

Dès lors la méthode primitive de choisir un médicament d'après ses symptômes caratéristiques, cette méthode, disons-nous, a pu être laissée de côté comme insuffisante et barbare. A quoi bon en effet, dans une ville bien administrée, donner la désignation d'un domicile en décrivant minutieusement, à la manière de Balzac et de Walter Scott, la couleur des pierres, les ais de la porte, le jeu de la lumière sur la façade et la forme du pignon ? Ne faudrait-il pas, à moins d'un hasard heureux, des mois entiers de recherche pour retrouver ainsi dans Paris la demeure d'une personne qui vous serait chère. C'était cependant le seul procédé que nous offrait jusqu'ici l'homœopathie pour trouver, dans un cas donné, le médicament spécifique, cette chose si précieuse dont notre existence et celle de nos amis a dépendu bien des fois. Mais à ce procédé antique substituons une méthode plus avancée et plus sûre. Que les quartiers de la ville soient bien délimités, que chaque rue ait son nom, chaque maison son numéro, et nous arriverons à notre but par la voie la plus directe et la plus sûre. Nous ferons en quelques instants ce qui eût exigé des mois entiers de recherches infructueuses. Notre esprit ni nos pas ne flotteront plus incertains. Nous trouverons nos amis, et nous atteindrons les médicaments qui conservent la vie. Loué soit Dieu qui, pour nos douleurs souffertes en luttant pour la vérité à travers le monde, nous a donné cette magnifique récompense qui nous fait oublier tous les maux passés !

Entre la vérité perçue et son application pratique, s'élèvent, nous le savons, des difficultés sans nombre ; mais c'est ici que le travail des faits doit s'ajouter à l'inspiration de l'intelligence. Convaincu que rien ne résistait à la volonté et à la persévérance, nous n'avons pas désespéré de reconstruire, au moins en partie sur ses bases primitives, la matière médicale de Hahnemann, et de sauver des richesses bien précieuses de ce naufrage sans précédents dans l'histoire de l'esprit humain. Tel que l'antiquaire désolé, penché sur les palimpsestes qui recèlent une décade perdue de Tite-Live ou un poème de Varius, nous avons cherché dans les expériences de Hahnemann la trace de cet ordre sériaire, qui seul donne aux symptômes une signification véritable ; et si nous n'avons pu le rétablir complètement, nous avons au moins trouvé un assez grand nombre de symptômes dont Hahnemann avait signalé la date précise, pour pouvoir nous faire une idée assez claire de l'action générale du médicament. Les autres symptômes ont servi à éclairer ce qui pouvait rester d'obscur dans chaque pathogénésie. Rien n'a été épargné de ce qui pouvait conserver pour le bien de l'humanité une partie de ces pages consacrées par un génie et une charité si vastes.

Outre les travaux accomplis au Brésil, d'infatigables collaborateurs n'ont cessé, de 1848 à 1851, de rédiger d'énormes tableaux synoptiques, dans lesquels tous les symptômes appartenant à chaque jour de l'expérience sont classés dans une colonne spéciales, dont l'ensemble nous restitue l'image primitive de la pathogénésie. De ces tableaux sont déduits des formules générales, et enfin de petites formules d'une seule ligne ou logarithmes homœopathiques, sont constituées à leur tour et composent les tableaux qui nous servent de répertoire. C'est ainsi qu'en attendant la reconstruction de toute la matière médicale par de nouvelles expériences, nous avons pu cependant, dès à présent, rendre abordable et pratique l'homœopathie nouvelle et préluder au bien qu'en doit faire un jour.

Loi des semblables.

Tous les métiers et les arts ne s'occupent que des propriétés physiques ou chimiques de la matière inerte. Jusqu'à Hahnemann la médecine a suivi les mêmes errements. Le premier, ce grand homme se demanda si les corps vivants n'avaient pas une loi spéciale qui les distinguât absolument des corps inanimés. Cette loi, il eut le bonheur de la trouver. C'est elle qui, sous le nom de force de réaction, sert de base à toute la doctrine. C'est elle qui, sous le nom de loi des semblables, a donné le principe scientifique de la thérapeutique. Cette loi est distincte, comme nous l'avons dit, des lois générales de la matière, et non seulement elle en est distincte, mais elle en offre la contre-partie directe.

Plongez une pierre dans la glace, elle se refroidit. Plongez-y le bras d'un homme, s'il se refroidit momentatément ce n'est que pour rougir bientôt et devenir beaucoup plus chaud qu'auparavant.

Le médecin doit donc, pour agir sur le corps vivant, provoquer des effets en apparence contradictoires avec ceux qu'il veut obtenir. A ce prix seul il montrera qu'il a une juste notion de la vie, et se distinguera du chimiste ou de l'horloger.

Telle est l'idée générale de la loi des semblables posée par Hahnemann et suffisamment développée ailleurs pour que nous n'ayons pas besoin d'y revenir (Voyez *Pathogénésie brésilienne*, page 7.)

Cette loi est aujourd'hui familière à tous les esprits. Il faut avoir la cervelle absolument obscurcie par l'abrutissement de l'enseignement officiel pour la méconnaître encore, comme font **MM.** de la faculté et de l'académie. Pauvres cerveaux aussi sombres et aussi noirs que les robes de professeur que vous endossez aux grands jours, êtes-vous condamnés à d'éternelles ténèbres, quand la lumière de la vérité éclate de toutes parts autour de vous ? Puisse alors l'humanité se lasser d'attendre votre bon loisir et reconquérir sans vous la santé et la vie, que votre obstination lui fait perdre et que nous lui offrons au nom de Hahnemann.

Nous avons déjà fait entrevoir comment l'inventeur de l'homœopathie entendait l'application de la loi des semblables. Cette notion, ne craignons pas de le dire, était latente et confuse aussi dans son esprit. Cherchez, disait-il, la contre-image de la maladie et appliquez le médicament qui la produit. Eh bien, une pareille règle est certainement insuffisante, et ne donne pas à la conduite cette loi morale que cherche la conscience et que l'intelligence réclame.

Le problème doit être formulé plus largement, plus explicitement, plus clairement.

Toute réalité se compose de trois éléments. Tout espace est enclos au moins par trois lignes. Nul triangle ne peut être mesuré, si vous ne possédez au moins un côté et deux angles. Tout corps a deux extrémités et un milieu. L'espace a trois dimensions. L'univers phénoménal est constitué par le temps, la matière et l'espace. Toute substance peut physiquement être liquide, solide et gazéuse, etc.

Tels sont les principes que nous tenons de Lebailly-Grainville, notre savant et malheureux maître, ce Hahnemann de la métaphysique, le philosophe plus puissant de notre siècle, bien supérieur à tous les rêveurs nuageux de l'Allemagne, mort dans les tortures du génie méconnu, mort en espérant que moi, son seul disciple, je vengerais un jour sa mémoire de l'injustice de ses contemporains et de l'impudence de ses plagiaires. C'est grâce à ces principes, qui ne nous ont jamais fait défaut, que l'on soulève toutes les questions métaphysiques avec plus de facilité qu'Archimède ne pouvait, avec son levier, soulever les masses matérielles ; par eux aussi nous avons complété les parties obscures de l'homœopathie, et nous en avons fait une science achevée. Appliquez-les à la loi des semblables, et nous verrons que toute similitude doit être triple sous peine de n'être pas.

Or, la similitude symptomatologique a trois termes : 1° la localité dans laquelle se développent les symptômes ou la position anatomique ; 2° l'ordre dans lequel se développent les symptômes ; 3° l'intensité elle-même des symptômes ou la question des doses.

De ces trois termes on peut voir que Hahnemann a méconnu ou ignoré les deux derniers. Certes, il a tenu compte des symptômes en eux-mêmes et de l'organe où ils se manifestaient ; mais il ne s'est pas inquiété de l'ordre dans lequel ils se succédaient, ni de la correspondance qui devait exister entre l'intensité de la maladie et celle du médicament approprié, et cette indifférence funeste à la santé des malades et aux progrès de l'homœopathie, pardonnable chez le maître qui ne pouvait tout faire, persiste aujourd'hui chez ses disciples, malgré les soins que nous avons pris tant de fois de les éclairer sur les imperfections de l'homœopathie primitive.

Nous nous sommes étendu longuement sur l'ordre chronologique des symptômes, nous y ajouterons peu de choses. Le temps est en effet un des éléments essentiels de tout concept. La série seule donne un sens aux objets que nous considérons. N'est-ce pas grâce à un certain ordre dans leur succession que les lettres se groupent entre elles pour former des mots, les mots des phrases et les phrases un discours complet ? Les chiffres ne répondent à tous les besoins du calcul que par l'ordre qu'on leur assigne. L'histoire sans la chronologie n'est plus qu'un chaos de légendes informes ; et la matière médicale elle-même n'a été qu'un chaos aussi jusqu'à l'heure où nous y avons introduit l'élément chronologique qui lui manquait, et dont la présence a suffi pour ramener instantanément l'ordre et la clarté.

Oui, l'homœopathe n'aura une notion complète de la similitude, que lorsqu'il y aura fait entrer cet élément fondamental ; et comme en parlant de similitude nous comprenons nécessairement les deux termes qui doivent se ressembler, savoir : la maladie et le remède, il s'ensuit que chaque histoire de malade doit être avant tout rédigée chronologiquement, et que son résumé algébrique doit exprimer, selon leur ordre d'apparition, tous les différents symptômes dont le malade a pu être affecté.

Nous guérirons ainsi comme par enchantement des états morbides rebelles à tout traitement, lorsque nous saurons qu'ils doivent leur originé à un violent chagrin, à un chancre vénérien, à une chute, à des éruptions cutanées, à une insolation, à une infection, à une asphyxie, à une indigestion, etc., etc. Dans ce cas, il ne suffira pas que le médicament produise le symptôme originel, mais il faudra qu'après lui, il représente les symptômes subsé-quents, et enfin l'état présent. Gross nous offre plusieurs exem-ples de guérisons opérées dans des circonstances analogues, où de longs insuccès l'obligèrent seuls à faire un examen plus approfondi des antécédents. Aujourd'hui tout commençant en homœopathie peut atteindre du premier coup ces beaux résultats qui semblaient le privilège des esprits d'élite.

Donnant à l'homœopathie son dernier degré de réalité et de certitude, la chronologie constitue enfin pour elle ce que depuis si longtemps les homœopathes *impurs* ont voulu lui donner : une pathologie ; et cette pathologie, comme il était facile de le prévoir, loin d'être une reproduction de la notion allopathique, en est la négation et l'antithèse absolue.

Ainsi l'allopathe appelé à déterminer une maladie, établit son diagnostic d'une manière très matérielle. Il cherche l'organe lésé, et quand il l'a trouvé il en fait le centre de tous les autres désordres. Il ne voit dans les troubles du reste de l'organisme que des épiphénomènes qui gravitent autour d'un foyer pathologique qu'il s'agit avant tout d'éteindre.

La plupart des homœopathes, allopathes à moitié convertis, ne procèdent pas autrement encore aujourd'hui, il faut bien l'avouer. Eh bien, cette marche est, comme nous devions bien le prévoir, l'inverse de la vérité !

Ce que l'homœopathie doit considérer, ce n'est pas l'ensemble de la maladie dans l'espace, mais la maladie dans le temps. Ce n'est pas le symptôme organique le plus saillant qui doit former la base de son traitement, car le symptôme qui a été le point de départ du mal actuel peut être effacé aujourd'hui.

Un remarquable ouvrage, intitulé : *Métamorphoses de la syphi-lis*, a été publié par le docteur Prosper Yvaren. Ce travail, fruit de longues recherches et que son auteur n'a pas rédigé certai-nement dans l'intérêt de notre cause, n'est cependant qu'un long plaidoyer en faveur de notre nouvelle loi pathologique, et prouve que tous les esprits consciencieux peuvent, par des routes diverses, arriver à la détermination des mêmes vérités. M. Yvaren a recueilli dans les auteurs et dans sa pratique un très grand nombre de cas d'affections diverses, qu'il considère comme des syphilis larvées, et dont la plus grande partie a cédé comme par enchantement à un traitement antisyphilitique. Il cite entre autres des paralysies, partielles ou générales, des épilepsies, des tics douleureux, des fièvres intermittentes, des rhumatismes, des anévrismes, des œdèmes de la glotte, des amauroses, des phtisies pulmonaires et laryngés, les asthmes, des hépatites, des néphrites et des cancers. Toutes ces affections ne sont à ses yeux que des métamorphoses de la syphilis, et il faut combattre avant tout la maladie constitutionelle si l'on veut en détruire les accidents consécutifs. Pris à un certain point de vue, le travail de M. Yvaren est le pendant de celui de Hahnemann sur les maladies chroniques, qui pourrait bien s'intituler : méthamorphoses de la psore. Tous deux arrivent à une conclusion pareille et ordonnent de faire moins de cas d'une maladie présente que d'une cause oubliée, et qui doit être vaincue pour que ses effets disparaissent avec elle. Nous nous sommes demandé si les homœopathes ayant à traiter les affections énumérées par M. Yvaren en auraient triomphé en faisant simplement le tableau des symptômes par la méthode ordinaire, et s'il faut dire toute notre pensée nous sommes convaincu qu'ils auraient échoué dans la plupart des cas, ou n'auraient obtenu qu'une palliation insuffisante, comme celle que Hahnemann obtenait dans les maladies chroniques avant d'avoir expérimenté les médicaments qu'il nomme antipsoriques, et qui avaient le don de reproduire la forme aiguë et primitive de la psore métamorphosée.

Il est évident d'un autre côté que notre pathologie chronologique embrasse dans leur généralité les métamorphoses de la syphilis aussi bien que celles de la psore ; et les élèves qui depuis six ans traitent les malades d'après nos principes, sont obligés par les règles mêmes de l'algèbre homœopathique de remonter à la cause véritable de chaque état morbide que cette cause soit syphilitique, psorique ou de toute autre nature. Maintenant une fois que le point de départ est nettement fixé, le choix du médicament en est la con équence naturelle, et grâce au ciel, sur ce terrain nous sommes plus riches que nos confrères allopathes, qui n'ont à opposer à la syphilis que les préparations mercurielles ou iodurées. Toutes

les formes possibles des maladies trouvent des équivalents dan
les 300 substances dont l'expérience pure nous a revélé les effets
Le Lachésis, le Jacaranda Caroba, le Mururé, le Lycopode, le Pédi-
culus ont guéri bien des syphilis chroniques ou larvées, qui
seraient devenues incurables sous le traitement méthodique de la
Faculté.

Le vrai symptôme fondamental est donc celui qui a précédé tous
les autres, et cette circonstance caractéristique que Hahnemann a
si longtemps poursuivie, oh ! jamais elle ne peut briller d'une
manière plus éclatante que dans l'ordre qui a présidé à la succession des éléments de la maladie.

Par ces considérations nouvelles, l'homœopathie devient aussi
une science encyclopédique. Elle n'emprunte plus rien au dehors,
elle tire tout d'elle-même. Toutes ces pièces de rapport que les
pseudo-homœopathes voulaient lui assimiler, pour ne rien perdre de la science de faux aloi qu'ils avaient absorbée dans les
amphithéâtres de la Faculté, toutes ces additions adultères sont
aujourd'hui condamnées par la dernière évolution de la doctrine de
salut. Elle suffit seule à tous les besoins de l'humanité souffrante,
comme nous l'écrivit son immortel auteur.

Nous avons besoin d'ajouter que toutes ces règles générales
que nous donnons à la saine pratique de notre art, n'excluent pas
l'emploi du discernement et de la judiciaire la plus sévère. Quand
nous parlons de l'ordre chronologique des manifestations morbides,
exigeons-nous que toutes les sensations et toutes les douleurs du
malade, depuis l'heure de sa naissance, soient rangées dans un interminable tableau sans discernement et sans choix. Hâtons-nous de
dire le contraire, car bon nombre de nos confrères homœopathes
qui nous font l'honneur d'employer contre nous les armes employées contre Hahnemann par les allopathes de son temps, ne man-
queraient pas de nous en accuser. Jamais idée nouvelle ne passe
sans opposition. Or il est bien entendu qu'en remontant à l'origine
d'une affection, on évitera de tenir compte des maladies intercur-
rentes, fièvres légères, rhumes, indigestions et autres indisposi-
tions purement accidentelles, qui ne se reproduisent pas d'une
manière significative, et qui après leur guérison ont laissé le sujet
dans le même état qu'avant leur invasion. Les symptômes qui
mériteront de figurer dans l'arbre généologique du désordre présent, sont ceux qui ont signalé une décadence visible dans la santé

du malade, qui ont précédé quelqu'une de ces grandes maladies sans cause en apparence, mais dues en réalité à leur disparition prématurée et qui marquent une de ces crises fatales qui font époque dans la mémoire de tous les malades.

Avec un peu d'attention et de sagacité, on saisira ainsi la filiation véritable des lésions morbides, même dans les maladies les plus chroniques. Dans les maladies aiguës, on conçoit que l'on ne rencontrera aucune difficulté sérieuse. On s'informera des circonstances qui auront entouré le début de la maladie actuelle, et l'on en tracera le développement chronologique en notant avec soin le jour et l'heure de chaque symptôme. Cette date servira à mettre chacun à leur place ces différents éléments de la maladie et à constituer la formule qui conduira au choix du vrai médicament.

La plupart du temps les maladies aiguës cèderaient rapidement aux médicaments indiqués par cette méthode, mais d'autrefois on rencontrera avec surprise des affections qui leur résisteront ou qui n'éprouveront qu'une amélioration passagère. C'est ce qui est arrivé à Hahnemann et l'a forcé de chercher sous les symptômes actuels un vice originaire, qu'il a pensé être la psore ; idée incomplète si l'on veut et qui a fait beaucoup de tort à la propagation de l'homœopathie, chez ces cerveaux étroits qui prennent tout à la lettre et ne savent rien deviner au delà ; idée sublime si l'on réfléchit qu'elle contient en germe la véritable loi pathologique, que tant d'homœopathes ont cherchée en vain et qu'avec un peu de bonne volonté on aurait pu apercevoir depuis longtemps dans le traité des malades chroniques.

Dans ce cas là on soupçonnera donc avec raison que l'affection aiguë n'est que la manifestation d'un mal plus ancien et plus profond, et l'on remontera par l'interrogatoire du malade et de ses proches à l'origine première des désordres pathologiques, qui se trouvent quelquefois au début de l'existence. Dans cette recherche, on ne se livrera à aucune idée préconçue, on n'aura pas le dessein arrêté de retrouver avec Hahnemann un vice psorique, ni une infection vénérienne avec les syphiliographes. On reviendra au précepte trop peu apprécié de l'organon, on écoutera sans interrompre et l'on s'efforcera de n'être que le rapporteur de la nature.

Voilà tout ce qui est possible aujourd'hui, et l'expérience nous prouve chaque jour que ces règles si simples suffisent parfaitement pour la pratique. Peut-être qu'un jour, quand la philosophie pathogénétique que nous inaugurons dans cet écrit aura pris de nouveaux développements, on pourra d'après un tableau tronqué reconstruire une histoire complète et dire à un malade oublieux : votre maladie doit remonter à telle affection primitive, ou de telle à telle indisposition vous avez dû remarquer comme transition tel dérangement dans votre santé. Déjà ce fil conducteur a commencé à nous apparaître dans quelques cas. Ne désespérons donc pas d'atteindre ce but presque inouï de perfection. La véritable théorie n'est pas moins sûre pour atteindre le réel que les faits eux-mêmes, car la théorie, elle aussi, est un fait aussi positif que les phénomènes physiques.

Lorsque d'après ces nouvelles indications une histoire de malade aura été bien rédigée et que l'expression algébrique de chaque symptôme sera rangée suivant son ordre d'apparition , on obtiendra une formule parfaitement analogue à celles que nous extrayons de la pathogénésie de chaque médicament, et cette formule elle-même sera identique à celle du véritable médicament homœopatique, si ce médicament existe dans la matière médicale. Tout en écrivant la formule d'une maladie on aura donc en même temps tracé celle de l'agent curatif, et il n'y aura qu'à chercher son nom dans les pages d'un dictionnaire. Si la formule identique n'existe pas, au moins on en trouvera une qui en approche le plus, et l'on devra s'en contenter, car l'homœopathie s'accommode de plusieurs nuances de similitude. En un mot, notre nouveau répertoire conduit dans chaque cas donné à celui des médicaments qui, dans l'état actuel de la science, convient le mieux à chaque cas. Avec lui, plus d'incertitude, plus de doute ; il met à notre disposition tout ce que l'humanité peut connaître de plus parfait pour le soulagement de nos douleurs. Ce résultat que les anciens répertoires basés sur l'analyse ne pouvaient donner qu'après plusieurs heures de travail, la synthèse algébrique le donne en quelques minutes ; elle le donne d'une manière irrévocable. Vingt homœopathes arriveront à coup sûr à un même résultat, et l'unité est enfin conquise à la pratique comme elle l'était dans la théorie.

Quoique nous ayons déjà mis en avant une comparaison analogue, qu'on nous permette de revenir à celle du plan topographique d'une grande ville que Hering a proposée à l'occasion des répertoires. Ceux-ci procédant par la voie analytique vous donnaient le

signalement minutieux de la rue ou de la maison que vous cher-
chiez et vous abandonnaient à une recherche interminable jusqu'à
ce que vous eussiez rencontré l'objet de vos recherches. En vérité,
pour se servir consciencieusement d'un répertoire on avait à faire
un travail aussi difficile que celui de chercher dans la matière
médicale elle-même. Ou si l'on se contentait de chercher un on
deux symptômes, comme malheureusement cela avait lieu en général, oh! alors il eût cent fois mieux valu que jamais le répertoire
n'eût existé, car il donnait lieu au plus détestable abus qui puisse
souiller la pratique de notre art.

Loin de favoriser une tendance aussi funeste, nos tables de
logarithmes homœopathiques ne peuvent servir de rien à qui
veut chercher un seul symptôme. On ne peut les ouvrir avant
d'avoir résumé l'ensemble d'une maladie et de l'avoir bien rédigée.
Tout homme qui s'en sera servi une fois, sera déjà par le fait
même sur la bonne route d'une pratique rationnelle et méthodique,
et notons qu'il faudra désormais, pour bien faire, beaucoup moins
de temps qu'il n'en fallait pour se guider très mal dans le dédale
des vieux manuels.

Le vrai plan topographique de la Babylone pathogénétique est
donc dans nos logarithmes, et il n'est que là. Il vous épargne
les tâtonnements des investigations, il vous soulève toutes les
ailes de la synthèse, et vous emporte à vol d'oiseau sur le point
de la cité où se trouve l'agent curatif désiré.

Veut-on une preuve pratique de la supériorité du nouvel instrument que nous avons inventé? Il est certain qu'avec son usage,
la pratique fera instantanément d'immenses acquisitions. Aujour-
d'hui forcés par l'imperfection de recourir à leur seule mémoire
dans la pratique courante, les homœopathes se sont en général
réduits à n'employer que 15 ou 20 polychrestes, véritable caste
privilégiée parmi la vile multitude de la matière médicale vulgaire.
Eh bien, dès à présent ce privilège funeste au profit d'une aristo-
cratie douteuse disparaît instantanément. Toutes les supériorités
factices tombent devant l'égalité alphabétique de notre répertoire
logarithmique. Au lieu de vingt agents pour combattre la maladie
nous en avons trois cents.

Le 3° aspect de la similitude, avons-nous dit, doit résider dans
l'intensité du symptôme. Cette considération va nous conduire à
étudier la théorie des doses, question si confuse, si embrouillée par

des discussions passionnées et une méthode imparfaite, question débattue encore aujourd'hui, quoique nous l'ayons résolue scientifiquement il y a plus de seize ans, et que les solutions scientifiques soient définitives de leur nature. Peut-être est-il providentiel que l'attention des hommes ait été distraite si longtemps de notre théorie des doses, qui n'était qu'un des nombreux *errata* que nous devions faire à l'ancienne homœopathie, jusqu'au jour où nous pourrions exposer dans toute son étendue la réforme complète du nouvel art, aujourd'hui parachevée, et présenter au monde l'homœopathie nouvelle parée de tous ses attributs, et que nous pouvons saluer à bon droit du nom pompeux d'*homœopathie pure*.

C'est pour avoir énoncé trop vaguement l'idée de similitude, et pour ne l'avoir pas décomposée dans ses éléments primordiaux, que Hahnemann a laissé dans son œuvre cette immense lacune de la théorie des doses, qui a si longtemps retardé les progrès de son art et tient encore aujourd'hui les esprits de ses disciples en suspens. Il est facile en effet de concevoir que si la similitude, au lieu d'être une notion confuse, est nettement déterminée par ces trois points capitaux : similitude du lieu affecté, similitude dans l'ordre sériaire des symptômes, et similitude dans le degré d'intensité du symptôme, il est évident, disons-nous, que dans ce dernier cas la dose vraiment semblable sera celle qui reproduira la nuance exacte et l'intensité du symptôme actuel. Réduite à ces termes, le choix de la dilution convenable dans chaque cas devient théoriquement d'une extrême facilité; car rien n'est plus facile que de déterminer comparativement les unes aux autres l'action propre à chacune des dilutions différentes d'un médicament.

Nous avons décrit dans le *Médecin du peuple* (première partie) comment on préparait les médicaments. Nos procédés sont également décrits ainsi que les machines inventées par nous pour les réaliser dans la *Pathogénésie brésilienne*(pages 29 à 43). Nous allons cependant y revenir sommairement pour dispenser nos lecteurs de recourir à d'autres ouvrages.

On sait que chaque médicament homœopathique subit un certain nombre de préparations, que l'on nomme trituration quand elles se font en triturant le médicament avec du sucre de lait, et dilution, quand elle se fait par la voie liquide en secouant la substance médicinale dissoute dans l'eau ou dans l'alcool. Le terme commun pour ces deux manipulations est dynamisation.

Chaque dynamisation consiste à mêler un seul grain de la substance médicinale avec quatre-vingt-dix-neuf grains d'un corps inerte, de manière à la diviser par cent. Les trois premières se font habituellement par la voie sèche ou trituration. On prend à cet effet un grain de la substance que l'on veut préparer, on la mélange avec quatre-vingt-dix-neuf grains de sucre de lait que l'on triture pendant une heure. Après ce terme on prend un grain de ce nouveau mélange, qui contient un centième de la substance médicinale, et on le mélange avec quatre-vingt-dix-neuf autres grains de sucre de lait pendant une autre heure ; on prend de nouveau un grain de cette poudre, qui ne contient plus qu'un dix-millième du médicament, et on la broie encore avec même quantité de sucre de lait pour faire la troisième dynamisation, dont un grain ne contient plus qu'un millionième de grain du corps primitivement employé.

C'est ce millionième que l'on prend pour faire la première préparation liquide ou dilution ; on commence par le dissoudre dans cinquante gouttes d'eau, puis après un intervalle d'un quart d'heure et quelques secousses préliminaires, on ajoute cinquante gouttes d'alcool, et le flacon qui contient ce liquide est placé sur une machine à secousses, qui le bat avec force pendant un temps déterminé, après lequel on a la première dilution liquide ou quatrième dynamisation.

Une goutte de ce liquide est alors jetée dans un autre flacon qui contient quatre-vingt-dix-neuf gouttes d'alcool pur ; il est secoué de la même manière, et l'on a une cinquième dynamisation.

Une goutte en est prise et mêlée de nouveau avec même quantité de cent gouttes d'alcool ; elle constitue la sixième, et ainsi en continuant, jusqu'à trente, jusqu'à cent, jusqu'à mille, jusqu'à dix mille préparations ; car on est allé jusque-là.

Faites à la main, ces préparations étaient longues, pénibles, et ce qui est le pire de tout, incertaines dans leurs résultats. C'est pour obvier à ce grave inconvénient que nous avons inventé diverses machines, dont les amateurs de technologie trouveront la description et le dessin dans la *Pathogénésie brésilienne*. Ces machines sont munies de compteur, de manière que le pharmacien sait rigoureusement le nombre de tours parcourus par le pilon, dans la machine à triturer, et qu'ainsi toutes les préparations ont le même degré d'énergie, et peuvent être reproduites identiques à elles-mêmes, si l'on a besoin de les remplacer.

Un autre avantage non moins grand, c'est que, grâce à la puissance de notre triturateur, toutes les substances peuvent être triturées, et qu'il n'y a plus deux règles pharmacologiques. Autrefois, lorsque l'on ne connaissait, pour triturer les médicaments, que l'action du pilon dans un petit mortier de porcelaine, toutes les substances tenaces et résistantes, telles que : les racines, les graines de noix vomique et de fève de Saint-Ignace, et l'éponge, ne pouvaient être réduites en poudre impalpable, et atteindre le degré de tenuité nécessaire pour se dissoudre dans les liquides et former les dilutions. Un pareil obstacle obligeait à renoncer au procédé de la trituration, et à procéder dès le principe à la dilution simple, en dissolvant les corps réfractaires dans l'esprit de vin, et en lui donnant le nombre de secousses nécessaires.

Ajoutez à cela que les poudres métalliques, telles que la limaille de fer et de cuivre et le mercure lui-même, ne s'incorporent au sucre de lait que très imparfaitement par l'action de la main armée du pilon, et tout homme de bonne foi sera convaincu de la nécessité qui nous a obligé à tourner nos vues de ce côté et à doter l'homœopathie du puissant instrument que nous avons inventé en Sicile, en 1838, et dont nous avons publié la description et les dessins dans les *Annales de Palerme*, la *Bibliothèque de Genéve* et la *Pathogénésie bresilienne*. Six de ces machines ont été construites sur le même principe et fonctionnent aujourd'hui à Naples, à Paris, à Londres, et à Rio de Janeiro. Toutes réduisent en poudre impalpable les limailles métalliques et la fève de Saint-Ignace, le liège et l'éponge. Cette dernière substance n'avait jamais été triturée, et les homœopathes la faisaient torréfier au risque de lui faire perdre la plus grande partie de son activité médicinale.

L'intervention de la mécanique était donc vraiment désirable pour donner à nos préparations, l'unité, l'énergie et l'exactitude rigoureuse, trois conditions que la manipulation manuelle ne peut atteindre. Cette vérité du reste a été sentie, et plusieurs pharmaciens homœopathes ont depuis fait construire des machines ; mais au lieu de copier simplement le modèle que nous avions libéralement jeté dans le domaine public et qui nous avait coûté de longues méditations, ils ont eu recours à des mécaniciens qui ont simplement approprié à leur usage les instruments usités dans l’industrie, et qui n’ont pas la force nécessaire pour vaincre les résistances que nous avons signalées.

Dans ces conditions le progrès était scindé, et il ne restait que l’avantage de la régularité et de la conformité des préparations. C’était encore beaucoup, et il est incroyable qu’une innovation si irréprochable ait pu rencontrer la moindre objection. Il s’en est cependant produites, tellement la routine a de puissance, même parmi les disciples d’un novateur aussi radical que Hahnemann qui, lui, s’extasiait chaque fois qu’il voyait fonctionner notre triturateur et disparaître sous son pilon les corps les plus tenaces et les plus réfractaires. A la vue d’une opposition aussi déraisonnable, comment pouvons-nous être surpris de l’obstination des allopathes, qui refusent d’embrasser nos doctrines ? N’est-ce pas dans nos rangs qu’on leur donne l’exemple de l’entêtement et de cet aveuglement qui ferme volontairement les yeux pour ne pas être éclairé ? Enfin consolons-nous par le mouvement, de la négation du mouvement. Faisons comme la vapeur, qui remorquait glorieusement les gigantesques paquebots américains de Liverpool à New-York, pendant qu’un savant anglais, professeur et membre de toutes les académies, prouvait doctement que la chose était impraticable. Tel était même le zèle pour le *statu quo* de ce champion convaincu de l’immobilisme, qu’il parcourait à grands frais les principales villes de l’Angleterre pour démontrer dans des cours publics l’impossibilité de la navigation atlantique. Et pendant ce temps-là, que faisait la vapeur ? Elle secouait sur tous les visages de l’Océan son panache railleur, et semait dans les airs d’innombrables particules de houille, dont quelques-unes allaient peut-être chatouiller le larynx de l’éloquent professeur au milieu de ses plus belles tirades contre la pyroscaphie.

Ainsi faisons-nous : machines à triturer, théorie des doses, algèbre homœopathique, physiologie spiritualiste, — méconnues ou niées par les *homœopathes - bornes* , couvrent cependant le monde. Renonçant à convaincre une opposition systématique, nous avons mis en pratique tout ce que l’on nous contestait, et pour n’être pas seul à une œuvre si vaste, nous avons fait six cents disciples, qui sont devenus nos collaborateurs et qui répandent à flots le poison de nos doctrines maudites sur nos amis et nos ennemis. Sous cette influence fatale, la durée moyenne de la vie est doublée, la population et la force des empires augmentent à vue d'œil, les mères conservent leurs fils, les hommes s'améliorent et s'éclairent... ét nos adversaires soupirent !

Le seul obstacle qui nous reste à vaincre en pharmacie est, car il faut tout dire, la préparation des acides, qui décomposent le sucre de lait et qui pourraient même attaquer la substance du mortier. Tels sont les acides fluorique, nitrique, sulfurique, chlorhydrique, etc., etc. Ceux-là nous devons les préparer par la simple succussion dans l'eau distillée pour les trois premières dynamisations ; après quoi ils sont arrivés à une division assez grande pour échapper aux actions chimiques et peuvent être còmme tous les corps de la nature mêlés et dilués dans l'alcool sans que leur action spécifique soit altérée. Oui, il nous reste encore un obstacle, nous l'avouons ; mais, Dieu aidant, nous espérons le vaincre un jour comme nous avons vaincu les autres.

Pour les préparations liquides, nous employons une autre précaution, qui peut être afflige aussi les partisans des vieux us. Nous extrayons des flacons, qui sont longs et à parois très épaisses, tout l'air qu'ils contiennent. Nous trouvons à ce procédé trois avantages : 1° la secousse est infiniment plus forte et plus énergique ; l'air, qui est le corps le plus élastique de la nature, oppose au mouvement des liquides dans un récipient étroit la plus sérieuse des résistances. Il empêche toute friction du liquide sur le verre, et le divise en une écume bouillonnante, qui s'agite sans le secouer. L'air disparu, les choses se passent tout différemment. La dilution, qui ne remplit que la moitié de nos longues fioles, produit ce que les physiciens appellent le marteau d'eau, c'est-à-dire qu'elle frappe les parois du tube avec un bruit sec, comme feroit un petit lingot de fonte. Aussi, malgré le poids et l'épaisseur des bouteilles que nous employons, il s'en brise une grande quantité, et à défaut d'autres approbateurs, nous avons les verriers pour estimer notre méthode ; 2° nous évitons, en faisant le vide, la préparation des corpuscules invisibles contenus dans l'air et d'autant plus dangereux, qu'ils y sont à l'état infinitésimal, tels que l'acide carbonique, l'iode, l'ammoniaque et les miasmes de toute nature ; 3° nous écartons l'action de l'oxygène, qui après de longues secousses ne peut manquer de se mêler aux liquides et d'acidifier le médicament.

Cette attention de faire le vide nous paraît tellement nécessaire, que nous ne comprenons pas quelle confiance on peut avoir sans elle à des dilutions poussées juqu'à plusieurs mille. Pour ne parler que de l'iode, il est certain qu'il existe dans l'air à l'état normal, et que lorsque vous préparez une centième dilution, il existe en plus grande quantité dans la partie gazeuse enfermée dans le flacon que le médicament contenu dans le liquide. Lorsque vous continuez mille ou deux mille préparations après cela, quel mélange obtenez-vous ? Nous ne saurions nous en rendre compte. La seule explication plausible que l'on puisse donner des préparations korsakoviennes faites par les Allemands, c'est que le flacon dont ils se servent étant le même pour toutes les dilutions, garde dans ses anfractuosités une certaine quantité des atomes médicinaux plus grande que le calcul ne semblerait l'indiquer, et que par conséquent le chiffre des dilutions n'est plus que nominal.

Quant à ceux qui auront vu donner une seule secousse dans un long rouleau de verre, dont l'air a été extrait, et qui auront entendu le son métallique de l'onde fluide heurtant les extrémités de la bouteille, il sera impossible de douter qu'une seule secousse pareille équivaut à des milliers de secousses ordinaires dans des petits flacons agités plutôt que secoués, par une main fatiguée et sans règle ni mesure ; que par conséquent une centième dynamisation obtenue par ces procédés a des conditions d'efficacité beaucoup plus grandes que les huit millièmes et les dix millièmes préparées à la main.

Notre première machine à faire le vide a été construite à Rio de Janeiro en 1844. — Sa description et son dessin ont paru dans la pharmacopée de José-Antonio de Valle le 26 janvier 1846. — Elle a d'abord été employée par José-Victorino-Ventura Pinheiro, amateur intelligent de notre pharmacopée, qui a préparé toutes nos dilutions jusqu'à notre départ du Brésil, le 13 avril 1848.

La deuxième a été construite à Paris en 1849, et nous avons eu l'honneur d'en faire la démonstration devant les membres de la société Hahnemanniene, qui en a rendu compte dans son journal.

Nous donnons le dessin de la première de ces machines, qui n'a pas été publié en Europe (1). Sa simplicité nous donne l'espoir que quelque homœopathe pourra la faire exécuter pour son usage, et préparer par son moyen des médicaments bien supérieurs à ceux que l'on emploie ordinairement sur le vieux continent.

(1) Voyez la figure 1 à la fin du volume.

Comme beaucoup de machines trop simples, elle exige pour la confection de sa pièce principale un tour de main de l'ouvrier d'une précision extraordinaire, et que M. Rink a résolu fort heureusement à Rio. Cette difficulté consiste à tourner les deux cylindres en cuivre B et C assez exactement pour que le premier B, entre à frottement doux dans le second C, et puisse y glisser assez facilement sans qu'aucune parcelle d'air s'y introduise, quand il est graissé d'un peu d'huile très fine.

Quand on saisit la poignée L, on fait manœuvrer le piston O, muni d'une soupape, dans un corps de pompe, muni d'une autre soupape à son extrémité inférieure P, qui laisse sortir l'air du récipient en verre V, et ne lui permet pas d'y rentrer. Après quelques coups de piston le vide est opéré ; mais dans cet intervalle le tube B, poussé avec force par la pression atmosphérique, s'est élevé en glissant dans le tube C qui lui sert de fourreau, et avec lui est montée pareillement la fiole A, pleine à moitié de la dilution médicamenteuse. Dans ce mouvement ascensionel, le goulot de cette fiole rencontre le bouchon en liège R, fixé par une petite pointe sur la traverse F, et le reçoit dans sa cavité, où il s'enfonce solidement.

A ce moment l'opération est finie, on retire le piston. L'air rentre dans l'appareil, le tube B redescend avec la fiole A, bien bouchée et vide. Par surcroît de précaution on enveloppe le bouchon et le col de cette bouteille de cire ramollie, et on lie par dessus le tout, un morceau de vessie ou de parchemin mouillé. On vérifie en donnant quelques secousses à la main, si le vide est complet, ce qu'on reconnaît au coup sec de la colonne liquide contre le verre et à l'absence de tout bouillonnement. S'il se forme de l'écume ou des bulles dans le liquide, c'est qu'il y a encore de l'air et l'opération est à recommencer.

Telle est cette petite machine facile à construire et peu coûteuse, et dont l'adoption servirait mieux les intérêts de l'humanité, que bien des travaux théoriques poursuivis par les praticiens et les sociétés homœopathistes.

Nous en faisons de nouveau hommage aux amis de notre art.

Nos autres machines, tant à triturer qu'à secouer, sont, avons-nous dit, décrites dans notre *Pathogénésie brésilienne*, où les amateurs pourront en trouver la description.

Quant au triturateur, nous n'avons rien à y changer. Après seize ans d'expérience et de méditation, nous n'avons trouvé aucun perfectionnement essentiel à y apporter. C'est une machine définitive et parfaite, qui théoriquement avait toute sa valeur, quand elle est sortie des mains du pauvre forgeron sicilien qui l'a établie sous nos yeux, sans tour et sans instrument de précision, et que toute l'habileté de Dumaige à Paris et de Vaucouleurs au Brésil a plutôt améliorée dans la forme extérieure que dans sa puissance, qui était énorme dès le premier jour.

Nous n'en dirons pas autant de la machine à secousses. Celle-là, quoique supérieure à tout ce que l'on avait fait en industrie pour des fins analogues, était par trop primitive dans son principe. Nous avons trouvé une solution plus élégante et plus efficace du problème des succussions, qui mettra ce genre de préparations au niveau des triturations, et pourra les remplacer au besoin. Mais éclairé par l'expérience et les leçons de notre illustre ami Jobard, le directeur du musée de l'industrie belge, nous ne laisserons pas tomber cette invention dans le domaine public. Nous nous en assurerons le privilège par un brevet. Peut-être quand nous serons avare de nos dons, on se montrera aussi curieux de les obtenir, que l'on s'est montré dédaigneux quand nous les avons prodigués sans mesure. Nous ne risquons rien de tenter l'expérience. Nous ne pouvons être plus mal accueilli que nous ne l'avons été jusqu'ici.

Tel est l'exposé sommaire de la pharmacopée homœopathique. Joignez-y quelques notions pour se procurer le sucre de lait, l'alcool et l'eau à l'état de pureté, et une liste des produits animaux et végétaux employés dans notre pratique avec l'indication exacte des parties, que l'on détache pour l'usage ; ajoutez-y la nomenclature des produits chimiques bien définis, et vous aurez une notion bien suffisante de cet art aussi salutaire que bienfaisant. Hélas! sur un sujet si clair on commence à broder de si beaux commentaires, qu'il faut des volumes pour tout dire. Certes il y a de bien bonnes choses dans ces œuvres spéciales, mais nous craignons que selon la marche habituelle de l'esprit humain, cette perfection magnifique ne conduise à restreindre des connaissances, qui devraient rester dans le domaine public. La vue de ces gros et savants volumes fera croire aux âmes candides, qu'il faut des années pour acquérir une si vaste science. Peu à peu le voile du mystère couvrira nos manipulations si belles dans leur simplicité, et les intentions

bienveillantes qu'a manifestées la Providence en donnant l'homœopathie aux hommes seront en parties frustrées.

Mais revenons à la question des petites doses, que nous avons
dû énoncer techniquement pour en bien faire comprendre l'essence.

Lorsque Galilée se servit des propriétés des verres concaves et
des convexes pour agrandir la portée de nos sens et nous révéler
les infiniment grands du ciel et les infiniment petits de la terre,
il ne fit autre chose que mettre à profit l'obervation de quelques
verriers hollandais ; et l'on peut dire qu'il eut en cette occasion
plus de bonheur que de génie.

Il n'en fut point ainsi de la découverte des doses infinitésimales.
Rien dans les faits observés jusque-là ne faisait prévoir cette
extension indéfinie des propriétés médicinales. Dépassant les sub-
divisions les plus multipliées auxquelles peut atteindre la science
du mathématicien, par cette invention inespérée et plus effrayante,
encore pour l'imagination que les effroyables distances calculées
par les astronomes, Hahnemann a conquis une place à part parmi
les grands génies qui honorent l'humanité, et ajouté un rayon sans
égal à l'auréole de gloire qui ceint son front immortel. La découverte de la loi des semblables l'avait déjà mis de pair avec Coper-
nic. L'expérimentation sur l'homme sain et les essais si nombreux
qui en furent la conséquence avaient beaucoup d'analogie avec les
travaux de Lavoisier et de ses disciples, qui ont créé la chimie
moderne. L'unité du remède, proclamée avec une irrésistible
puissance de bon sens et de logique, avait été entrevue par les
Bichat, les Broussais et d'autres penseurs ; mais rien ne faisait
espérer ni entrevoir la découverte des petites doses, découverte
si grande qu'il faudra bien des années encore avant que les corps
savants et les masses arrivent à croire à sa possibilité, et pour-
tant cette même découverte rend Hahnemann bien supérieur à tous
les inventeurs dont l'histoire a gardé la mémoire.

Les aperçus du génie, quelque grands qu'ils soient, sont le
plus souvent au-dessous de la vérité. La nature tient toujours en
réserve des merveilles qui dépassent infiniment les rêves de
l'imagination la plus exaltée.

Mais quelles lois doivent présider à l'emploi des doses infinitésimales ? Les ouvrages de Hahnemann et de ses disciples ne le
disent pas, tout en montrant que ces précieux agents thérapeutiques ont de nombreux avantages sur les substances grossières.

D'année en année, j'ai observé la progression suivie en faveur des hautes puissances, qui fait qu'on a préféré la dixième à la troisième, et qu'enfin Hahnemann a cru devoir préconiser généralement la trentième. Quand j'étais à Naples, en 1834, les estimables homœopathes de cette capitale préféraient dans leur pratique la soixantième et la quatre-vingtième puissance. Du fond de la Russie, on a préconisé l'emploi de la quinze-centième atténuation, et il est certain que son administration a fait céder plusieurs maladies restées incurables par les moyens ordinaires. Enfin d'autres, se laissant régir par le coup d'œil du praticien ou le caprice personnel, emploient toutes les puissances et même des doses massives.

Les expérimentations faites sur une très grande échelle ne donnaient pas de solutions concluantes. Où peuvent conduire des recherches entreprises sans aucune idée préconçue, c'est-à-dire abandonnées à toutes les chances du hasard ? Cette méthode, préconisée par l'école de Condillac, ne mène à rien de positif. L'expérimentation doit être méthodique et faire suite à un mûr examen du sujet en question.

Cherchons à distinguer la différence entre l'action des hautes et des basses puissances. Remarquons d'abord qu'il existe une gradation marquée dans la promptitude et l'intensité provoquées par les diverses préparations de la même substance. Ainsi la trentième dilution d'*arsenicum* ne produit certainement pas un dérangement appréciable ni aussi violent qu'une fraction de la même substance donnée sans atténuation.

Il est donc évident que les affections provoquées par les substances grossières reproduisent le caractère des maladies aiguës, et que ce caractère s'efface de plus en plus à mesure que l'on s'élève dans l'échelle des atténuations supérieures, pour prendre peu à peu celui des maladies chroniques les plus enracinées dans l'organisme. Il est certain, par conséquent, que l'on doit opposer les plus basses atténuations aux maladies aiguës, et les plus hautes aux maladies chroniques. Le rôle des médecins homœopathes ne doit pas se borner à trouver parmi les maladies artificielles provoquées chez l'homme, celles qui reproduisent le mieux les maladies naturelles, mais il faut encore déterminer dans l'échelle des dynamisations la région où les phénomènes pathogénétiques du médicament se trouvent en corrélation parfaite pour la violence et la gravité avec les symptômes morbides de l'affection naturelle.

Telle est la conséquence la plus précieuse de la loi des semblables. Du reste, combien de considérations militent en sa faveur! N'est-il pas logique de penser que la nature a déposé, dans les substances qui nous entourent, les moyens de guérir les affections aiguës les plus simples et les plus fréquentes, et qu'elle n'a pas obligé l'homme à chercher dans de longues et pénibles manipulations le remède d'un mal subit, violent, et parfois si rapide que sa durée n'égale pas celle qui serait nécessaire à des préparations des très hautes puissances? Les maladies chroniques, plus compliquées et plus lentes de leur nature, peuvent s'accommoder de la longueur et des difficultés attachées aux manipulations exigées par les dynamisations supérieures.

D'un autre côté, si les succès de l'homœopathie avaient été merveilleux dans les maladies chroniques, souvent les maladies aiguës et d'une date récente avaient résisté ou n'avaient cédé que lentement à l'action des hautes puissances. Beaucoup de praticiens ont vu des chancres syphilitiques suivre leur évolution et se multiplier, malgré l'application la plus méthodique de globules de *Mercurius*. Qui a jamais vu la gale invétérée guérir par des globules de *Sulphur* 30 ? Qui a vu céder la syphilis et la psore aux 30es puissances de *Mercurius* et de *Sulphur ?* Hahnemann l'a prétendu, mais il s'est évidemment trompé, puisque nul n'a jamais constaté qu'une pareille assertion se réalisât. Remarquons en outre que la profonde sagacité du maître l'a déterminé à prescrire l'usage de la teinture de camphre dans le traitement du *choléra-morbus*, et que par là il a, le premier, fait un pas dans la bonne voie. Un tact médical qui ne laisse jamais égarer complètement les hommes de la trempe de Hahnemann, lui fit employer le camphre à doses pondérables pour le choléra, et les résultats les plus heureux vinrent montrer la sagesse de cette prescription. La plus aiguë des maladies connues céda à la plus basse des atténuations qu'un homœopathe puisse employer. Les aggravations si redoutées par la théorie ne se montrèrent point. Il ne nous reste qu'un regret, c'est que *veratrum, cuprum* et les autres médicaments appropriés aux diverses périodes et aux différentes formes du choléra, n'aient pas été prescrits dans les mêmes conditions. Nul doute que les succès eussent été plus beaux !

On avait d'abord supposé que, dans les maladies aiguës, la sensibilité exaltée devait faire exclure les basses dilutions, comme susceptibles de produire des aggravations dangereuses, tandis qu'il fallait donner de fortes doses dans les maladies chroniques, sous prétexte que celles-ci étant enracinées dans l'organisme exigeaient une secousse plus forte pour être expulsées. C'est l'inverse qui est la vérité. Quand on eut pris le parti de s'en tenir à la trentième puissance ou au-dessus, les aggravations ne firent que se multiplier en nombre et en gravité. Toutes les doses peuvent donner des aggravations nuisibles à la marche et au succès du traitement, quand elles ne sont pas en harmonie de similitude avec l'âge et la nature de la maladie, soit lorsqu'on a donné des doses massives dans les maladies chroniques ou des dynamisations trop hautes dans les maladies aiguës.

La force et la répétition des doses est, dans les maladies anciennes, une pratique extrêmement dangereuse. Le remède produit alors une action tellement violente, que la réaction, trop précipitée, est non un effet curatif, mais une révolution intempestive, une secousse sans résultat, qui compromet toujours le succès du traitement général. L'emploi des hautes puissances dans les maladies aiguës a de non moins graves inconvénients. Dans ce cas, la dose du remède, trop faible relativement à la maladie, se trouve au-dessous de sa mission ; et avant que la réaction qui suit son administration soit arrivée à sa maturité, le mal a généralement suivi sa marche progressive, et parfois la vie du malade est mise en danger.

On se sert avec beaucoup d'avantage des teintures et des triturations, les doses les plus basses, dans les maladies aiguës, où il est nécessaire de rompre brusquement une direction morbide qui ne peut qu'empirer par sa prolongation, et où par conséquent il faut frapper fort. C'est ainsi que les fièvres inflammatoires et les pneumonies sont facilement guéries par des gouttes de teinture d'*aconitum*, répétées toutes les heures ou même toutes les demi-heures. Le docteur Peschier a fait remarquer le rapport de ce mode d'administration avec la méthode des saignées *coup sur coup*, moins l'affaiblissement réel qui résulte de ces dernières, et la longue convalescence qui en est la suite nécessaire. En effet, puisque l'aconit est l'équivalent de la saignée, quant à ses effets curatifs, il est rationnel d'employer l'un de la même manière que l'autre pour en obtenir guérison prompte.

Quant aux hautes puissances, elles sont appropriées aux maladies chroniques, dans lesquelles c'est surtout sur le système nerveux que le médecin doit diriger ses efforts. Ce système ne saurait être modifié que lentement, graduellement, lorsqu'il y a longtemps qu'il est altéré. Est-ce brusquement que la nature opère les changements de substance ou même de forme ? Dans le traitement homœopathique des maladies chroniques, c'est très insensiblement que la modification réparatrice doit avoir lieu ; c'est au moyen de substances qui échappent aux sens que le système nerveux peut recevoir l'influence dont il doit être imprégné pour l'irradier à toutes les parties souffrantes ; et il ne faut pas oublier que plus ou moins toutes les parties du corps sont affectées dans les maladies chroniques, ce qui n'est pas également vrai dans les aiguës.

Résumons les bases de la théorie des doses, donnons une solution à la question de la graduation, complétons l'art homœopathique en donnant au médecin une règle infaillible de conduite :

Les basses préparations des médicaments produisent des phénomènes immédiats, violents, qui ont tout le caractère des maladies aiguës.

Les hautes puissances, au contraire, dont l'effet n'est pas instantané, s'insinuent par la persévérance de leur action dans les derniers replis du corps vivant, et vont y susciter des affections lentes et profondes, qui, par leur caractère et leur durée, offrent la ressemblance la plus exacte avec les maladies chroniques.

Si le véritable observateur ne peut nier l'évidence d'un semblable rapport, le principe même de l'homœopathie, la loi de similitude, conduit donc à opposer les basses dynamisations aux maladies aiguës et les plus élevées aux maladies chroniques. On devra donc monter l'échelle des dynamisations, à mesure que l'affection à combattre aura une date plus ancienne.

Les preuves scientifiques à l'appui de cette théorie sont nombreuses, mais les preuves fournies par l'expérience sont plus concluantes. Les maladies récentes, qui se montrent très rebelles à l'action des hautes dynamisations, cèdent comme par enchantement à l'emploi des plus basses.

Par un corollaire facile à tirer des principes que nous venons d'énoncer, lorsqu'on a à répéter un même remède, on doit toujours aller des basses puissances aux hautes, et à mesure que l'on arrive aux plus élevées, il faut les administrer à des intervalles plus éloignés, tandis que les dilutions inférieures peuvent être répétées, même très fréquemment, dans les maladies à marche rapide.

S'il fallait conclure en une proposition générale nos longues études sur l'application comparative des hautes et des basses puissances, nous dirions : les basses puissances conviennent aux maladies aiguës, et celles progressivement plus élevées correspondent aux maladies chroniques.

L'échelle des dynamisations commence d'autant plus bas que le médicament a une activité plus marquée à son état naturel. Ainsi, dans certaines maladies très aiguës, on a souvent le plus grand avantage à donner la teinture-mère ou le suc même d'une plante active. Dans des maladies aiguës, sans être trop rapides, les substances insolubles ou inertes à l'état brut, telles que silicea, les métaux, etc., doivent être données aux sixième et dixième puissances, de préfére ce même en bien des cas aux premières triturations, car le principe qu'un médicament gagne à être dynamisé ne perd jamais ses droits ; et si l'on emploie avec succès l'*arnica* en teinture-mère, il n'en est pas moins vrai qu'il est plus efficace quand on exalte sa puissance en lui procurant par la succussion un certain degré de dynamisation.

Ainsi, en Sicile, où nous avons appliqué notre théorie des doses sur une vaste échelle, nous n'avons jamais administré au dessous de la quatrième puissance ; et pour les substances réputées inertes à l'état grossier, telles que : *lyc., silic., sep...* nous commencions à nous servir de la huitième.

Les dix premiers degrés étaient exclusivement réservés aux maladies aiguës. C'était donc à partir des dixième , onzième, douzième , treizième, quatorzième ou quinzième puissances que nous commencions à choisir des armes contre les maladies chroniques, et nous ajoutions généralement autant de numéros à la dynamisation que l'affection chronique comptait d'années d'existence.

La répétition des doses marche toujours des bas numéros aux supérieurs ; et si on la pratique sans scrupule pour les basses atténuations, elle doit être d'autant plus rare que l'on s'en éloigne davantage.

Ces règles claires et précises satisfont à la fois la raison et l'intelligence. Par là chaque degré de dynamisation a son rôle utilisé d'une manière rigoureuse. Ces préceptes, fondés d'abord sur le raisonnement et ensuite sur l'expérience, donnent au médecin une confiance et une certitude dans sa pratique qui est un des premiers éléments du succès. Comme cette théorie est basée sur la loi des semblables, elle se rattache aux racines mêmes de notre admirable doctrine. On possède désormais le principe qui coordonne les faits et les réduit en système en proclamant la raison supérieure qui les explique tous. Pour ma part, je suis bien heureux et bien fier d'avoir proclamé la vraie théorie des doses. Quand une immense basilique s'élève sous l'inspiration d'un Michel-Ange, qui pourrait blâmer le plus obscur ouvrier, qui lui aussi s'enorgueillit d'avoir placé une pierre du fronton, ou creusé une volute dans la frise de l'édifice imposant dont l'architecte est un incomparable génie.

Voici comment Hahnemann entra sans le vouloir dans cette route si féconde en merveilles qui constitue le pas le plus extraordinaire qui ait été fait par l'esprit humain. Ayant dès le début de ses expériences employé les médicaments aux doses familières à l'allopathie, il s'aperçut bientôt en traitant ses malades, que ces doses était beaucoup trop fortes. Jusque à lui on avait employé les médicaments pour combattre les symptômes par la loi des contraires. Lui, il venait hâter leur développement par la loi des semblables. Il avait donc à vaincre, en moins que ses devanciers, toutes les forces vitales déployées par l'archée vivante. Agissant dans le même sens qu'elles, il en précipitait au contraire l'impulsion d'une manière parfois dangereuse et presque toujours merveilleusement imprévue pour lui. C'est alors qu'il imagina, comme simple moyen de division, de mêler bien exactement un grain du médicament choisi avec cent grains de sucre de lait, matière à peu près inerte, et de faire prendre un grain seulement de ce mélange aux malades qu'il traitait. Dès son premier pas dans cette route, il arriva ainsi à donner un centième de grain, dose que les médecins jusqu'à lui eussent regardée comme tout à fait ridicule et inefficace, lors même que la substance choisie eût été de l'Arsenic ou du suc de Mancenillier. Mais loin de s'arrêter à cette limite déjà si éloignée des routes battues, Hahnemann reconnut bientôt de nouvelles aggravations résultant de l'emploi de son centième de grain ; et comme il n'était dominé par aucun préjugé et ne consultait plus ses ex-confrères, il n'hésita pas à mêler un de ses centièmes de grains à cent nouveaux grains de sucre de lait et à donner à ses malades des dix millièmes de grain. Après une nouvelle pause, il fut obligé par des aggravations nouvelles à diviser encore son médicament et à obtenir des millionnièmes. Toujours effrayé par des symptômes inattendus, il fut obligé d'avancer encore dans cette route ; mais ici il changea de procédé. Convaincu que parvenu à cet état de tenuité extrême tout médicament est soluble dans l'eau, il prit un grain de sa dernière trituration au sucre de lait et la mêla en la secouant dans cent gouttes d'eau distillée. Il eut ainsi une 4° dynamisation. Plus tard il prit une goutte de cette préparation liquide et la mêla à cent gouttes d'eau pour avoir une cinquième. Bientôt il fit des sixièmes, des septièmes et enfin des trentièmes, chacune cent fois plus faible en quantité médicinale que la précédente ; et, faut-il l'avouer, il eut toute sa vie des aggravations presqu'aussi nombreuses que lorsqu'il employait les substances à l'état grossier.

Depuis lors, n'ayant fait aucune publication nouvelle, on a cru que le génie du maître était resté stationnaire. C'est une erreur que nous avons déjà relevée, et sur laquelle nous insistons de nouveau. Hahnemann, dès 1831 et 1832, avait employé des dilutions encore plus élevées, et les avait conseillées à ses élèves. Nous avons vu en 1834, une correspondance volumineuse toute de sa main, qui doit exister encore entre les mains du docteur Mauro, et que ce doyen de l'homœopathie napolitaine aurait dû publier. Dans ces lettres, couvertes de son écriture microscopique, Hahnemann insiste sur l'emploi d'atténuations de plus en plus élevées. Il ne parle plus que de cinquantièmes, soixantièmes et quatre-vingtièmes. C'est à ce dernier chiffre même que le docteur Mauro s'était arrêté, et c'est avec ces doses qu'il nous traita dans une grave maladie où nous reçûmes ses soins obligeants.

Pendant ce temps-là un disciple aventureux avait franchi d'un seul coup un intervalle immense : le docteur Korsakoff avait préparé à Saint-Péterbourg, une quinze centième atténuation de *sulphur*, et proclamé son efficacité. Le fait ne fut pas nié, mais il parut tellement excentrique que personne n'osa l'imiter, ni le prendre au sérieux. Ce ne fut que dix ans plus tard que Gross reprit ces patientes recherches et mit en honneur ces doses fabuleuses, et que l'on a, à juste titre, appelées Korsakoviennes, du nom de leur premier inventeur.

Gross a réussi à populariser les très-hautes dynamisations ; il a heureusement creusé un nouvel abîme entre nous et les médecins matérialistes; mais en récompense de ce service immense, il a été abreuvé de dégoûts, son humeur s'est aigrie, et il a fini par succomber aux chagrins que sa découverte lui avait valus.

Aujourd'hui il est impossible d'ouvrir un ouvrage ou un journal homœopathique sans entendre parler de deux centièmes, huit centièmes, millièmes, six millièmes et même dix millièmes dynamisations! C'est l'histoire de toutes les découvertes; Colomb découvre un îlot, ses continuteurs trouvent un continent immense. Mais Colomb était toujours l'inventeur.

Ces découvertes inespérées ont jeté les esprits dans un état d'enthousiasme peu propre à la réflexion. Une espèce d'anarchie est née de la conquête de ces faits si nombreux, qui paraissaient déjouer toute tentative de systématisation. Chacun s'installa dans les parties du vaste empire qu'il avait entrevu le premier. Du vivant même de Hahnemann, qui préconisait les trentièmes dans ses ouvrages, une école nombreuse revenait aux premières dynamisations, pendant que de hardis chercheurs préludaient à la découverte des centièmes, des millièmes et des dix-millièmes.

Ce fut cependant dans ces circonstances que nous conçûmes le hardi projet de coordonner les éléments de la théorie des doses. Nous y travaillâmes avec ardeur en Sicile, pendant les années 1836 et 1837, où elle fut communiquée à nos collaborateurs palermitains. Nous la publiâmes en 1838, dans les annales du docteur de Blasi. Elle fut reproduite en 1839, par une lettre du docteur Calandra dans la *Bibliothèque de Genève*, où nous fîmes insérer, en janvier 1840, un article détaillé sur ce sujet. Immédiatement répandue en Sicile, où elle a assuré le succès des expériences faites dans les hôpitaux et dans les dispensaires, et hâté le triomphe de l'homœopathie dans cette île, elle n'a pas moins servi à la propagation de notre doctrine au Brésil, où elle fait partie des principes adoptés par cette école, et, je le pense, elle sera aussi bientôt généralisée en Europe, où elle a été adoptée par fragments plutôt que comprise dans sa totalité synthétique.

Revenons maintenant au fond même de la question, et posons de nouveau les données de ce problème dont la solution, obtenue il y a vingt ans, nous paraît propre à comprendre encore, en ce moment, les différents faits nouveaux qui se sont produits dans le domaine de la science.

Personne, en 1836, ne soupçonnait que toutes les différentes dilutions d'un médicament pouvaient avoir une utilité spéciale. A l'exemple de Hahnemann, chacun cherchait une dilution qui jouirait de la propriété merveilleuse de produire le plus grand effet salutaire possible, et qui ne devrait jamais produire d'aggravation. C'était une espèce d'Eldorado médical vers lequel chacun se précipitait sans jamais l'atteindre. L'aggravation médicale avait été le cauchemar de Hahnemann pendant toute sa vie. Trente fois il croyait lui avoir échappé, et trente fois il l'avait vue reparaître devant lui, plus implacable que jamais. Bien d'autres se sont perdus dans cette recherche impossible. Les trente stations de Hahnemann avaient été inutiles ; aujourd'hui qu'on en a fait dix mille est-on plus avancé ? M. le docteur Nunez ne se plaint-il pas amèrement des aggravations causées par les cinq millièmes et les six millièmes ? Il est donc aujourd'hui prouvé jusqu'à l'évidence que la dilution normale qui doit toujours guérir et ne jamais aggraver n'existe pas. Il est donc prouvé que, dans chaque cas donné il y a un choix à faire, choix intelligent, et dont les règles doivent faire l'objet des recherches du médecin philosophe. Chercher une dilution qui soit toujours salutaire et ne produise jamais d'aggravation, est une œuvre aussi chimérique que celle des anciens médecins en quête d'une panacée universelle parmi les myriades de médicaments dont la nature nous offre le choix.

Cette préoccupation de trouver une dynamisation type se reproduit dans tous les écrits, dans tous les discours ; elle reparaît même dans le programme du docteur Dauzi, de Milan, qui a eu la générosité de proposer un prix pour le meilleur mémoire sur la théorie des doses. Le premier paragraphe, en effet, demande que l'on établisse à quelle dilution un médicament est le plus favorable à la guérison, et le moins susceptible de produire des aggravations. Nous voyons, dans la préface d'une traduction de Hering, le docteur Léon Marchant, ce courageux apôtre de l'homœopathie, constater encore ce fait, hélas ! malheureusement trop certain, que l'homœopathie, sous le rapport des doses, est encore complètement dans l'enfance. Il existe, dit-il, trois classes de praticiens homœopathes : 1° ceux qui emploient la trentième, comme Hahnemann ; 2° ceux

qui sont revenus aux premières dilutions avec Rau et Griesselich ;
3° ceux qui se sont élevés jusqu'aux doses extrainfinitésimales
avec Gross et Korsakoff.

Ajoutons à ces trois divisions une quatrième, non moins dogmatique, et plus nombreuse que les autres, qui prétend que le choix
de la dose est tout à fait indifférent, et que toutes guérissent à peu
près également.

Telle est la quadruple classification des disciples de Hahnemann,
sous le rapport de la théorie des doses, classification bien risible
si elle n'était pas si triste. En effet, se limiter à telle ou telle dilution
dans la pratique, est aussi ridicule que si l'on s'astreignait à ne
prendre dans la matière médicale qu'une portion limitée de médicaments, ceux par exemple qui ont pour initiales les dix premières
lettres de l'alphabet. Dire que toutes les dilutions sont indif-
férentes, c'est nier implicitement la notion de spécificité et mène
à dire, quelque jour, que tous les médicaments sont indifférents.

Il ne suffit pas d'un autre côté de répéter, à l'intar des perroquets,
d'après nos publications de 1838 et 1839, que les basses dilutions
conviennent aux maladies aiguës et que les hautes dilutions répondent aux maladies chroniques, et de multiplier les expériences pour
confirmer ou invalider cette opinion. Le nombre des faits, quoi
qu'en disent les académies, n'a rien à faire là dedans. Si une
théorie est vraie, il suffit d'un seul fait pour l'établir ; et s'il se présente des faits contre elle, soyez sûr que ce sont les faits qui ont
menti suivant leur usage et qui en ont imposé aux observateurs.

Rétablissons donc encore une fois notre théorie sur ses bases
véritables à l'usage de ceux qui feignent depuis tant d'années
d'ignorer son existence. Etablissons-la sur une base scientifique,
et ne disons que pour mémoire qu'elle est pratiquée depuis vingt
ans en Sicile, depuis quinze ans au Brésil, dans trente dispensaires,
les plus vastes qui aient jamais été ouverts à la pratique de notre
art, et que des millions de malades ont été guéris par son moyen.
La vue de tant de succès n'a rien ajouté à la conviction profonde
qui nous animait le jour où, l'ayant conçue, nous l'avons appliquée
à un premier malade, pas plus que Hahnemann, sans doute, n'a
senti croître sa foi en l'homœopathie pendant la durée de sa
carrière. Est-ce que la certitude est divisible ? Est-ce qu'elle
comporte du plus ou du moins ? Est-ce que le nombre des faits

peut influer sur elle ? Est-ce qu'elle nous vient du dehors ? Est-ce qu'elle n'est pas l'intuition suprême des lois divines se manifestant à nous par un fait unique et pendant un espace de temps indivisible ? C'est ainsi que nous l'avons toujours sentie ; et aujourd'hui que, par trente ans de travaux, nous pouvons à notre tour dire que nous avons remué à la pelle cette tourbe fangeuse des faits, nous proclamons avec transport que, sous le rapport scientifique, ils ne nous ont rien appris, et que neuf fois sur dix, ils nous eussent induit en erreur, si la lumière théorique ne nous eût guidé dans le dédale des réalités physiques. Nous regrettons d'avoir, dans des discussions nombreuses, appelé en témoignage cette stupide cohorte de faits matériels que le vulgaire entoure de son respect idolâtre. Ah ! bien des fois, lors même qu'ils nous donnaient raison, nous avons blasphémé au fond de notre cœur ces fétiches de la faculté, ces manitous de l'académie, auxquels on sacrifie sans remords le repos, la loi, le bien-être et la vie des générations hébétées par la routine universitaire.

Quant à l'emploi des diverses dilutions homœopathiques qui certes n'est pas livré à l'arbitraire, mais qui est soumis à des lois positives, nous ne concevons pas qu'il ait pu être un instant douteux pour des disciples de Hahnemann. Est-ce que la loi des semblables ne s'étend pas à toutes les parties de l'art ? Les dilutions différentes d'un même médicament ne donnent-elles pas des symptômes d'une intensité plus ou moins grande, de même qu'une maladie offre aussi différentes nuances et divers degrés de violence ? Or, vous qui vous parez du beau nom d'homœopathe, pourquoi, après avoir trouvé la similitude du médicament, n'avez-vous pas poursuivi cette recherche aussi dans la dilution, de manière à serrer de plus près encore cette similitude que Hahnemann avait posée comme un but à vos efforts ? Pourquoi, lorsque nous avons ouvert les portes de cette nouvelle carrière, avez-vous refusé d'y entrer et avez-vous continué vos vaines querelles sur un point que la loi des semblables embrassait dans sa généralité souveraine ? Mauvais serviteurs, vous avez enfoui le trésor que vous aviez reçu pour le faire valoir ! Un jour vous aurez à en rendre compte, songez-y !

La similitude entre chaque dilution et les symptômes que l'on doit traiter doit être considérée sous deux aspects principaux : 1° la localité affectée ; 2° la forme de la maladie.

Sous le rapport local ou anatomique, voici l'ordre selon lequel les dilutions semblent manifester leur action :

Tissu cellulaire.......... Système vasculaire.
Tissu cutané et muqueux.. Glandes.
Os..................... Muscles.
Articulations, cartilages ... Système nerveux.

Si nous considérons l'homme sous le rapport des appareils organiques, nous adoptons l'ordre suivant :

Appareil digestif......... A. Génito-urinaire.
A. Circulatoire.......... A. Respiratoire.
A. Locomoteur.......... A. Nerveux sensitif.

De manière que les dilutions inférieures paraissent affecter d'abord le tissu cellulaire ou l'appareil locomoteur, et que les dilutions plus élevées attaqueront surtout le système nerveux ou appareil sensitif. C'est ainsi que les symptômes de la douleur sciatique particuliers au *cucumis colocynthis* ne sont pas développés chez l'homme sain par les basses atténuations, mais ne commencent à paraître qu'à partir de la quatrième ou de la cinquième, fait caratéristique et qui montre bien que pour être complète, la similitude ou homœopathicité doit embrasser aussi la détermination de la dynamisation utile dans chaque cas.

Ainsi selon qu'une maladie attaquera tel organe ou tel appareil, on aura déjà une indication pour s'adresser à une dilution plutôt qu'à une autre ; mais de même que l'élément chronologique a répandu sur la matière médicale une clarté inattendue, il va encore dans cette question des doses devenir le fil conducteur qui nous guidera sûrement dans ce labyrinthe où tant d'homœopathes se sont perdus avant nous.

En effet, les médicaments à l'état grossier développent en général une action violente, rapide, perturbatrice. A mesure que les dilutions sont plus élevées cette action se modifie, s'adoucit à la surface, en devenant plus tenace et plus profonde. Elle cesse d'agir primitivement sur le tissu cellulaire, l'appareil digestif, ou les vaisseaux sanguins pour atteindre le système nerveux et les facultés morales.

Eh bien, que l'on consente à ouvrir les yeux et à nous dire si chaque maladie en particulier ne suit pas une marche analogue depuis le jour où elle envahit l'organisme, jusqu'à la fin de ces longues existence qui semblent leur être fatalement vouées. Ne voyez-vous pas toutes les maladies débuter avec violence et se continuer avec lenteur, être aiguës d'abord, puis chroniques, se caractériser par des éruptions cutanées, des diarrhées, des vomissements, la fièvre puis donner lieu à des accidents nerveux, à des troubles fonctionnels, aux perturbations de l'intelligence ?

Le parallélisme ne semble-t-il pas complet entre les époques successives d'une maladie et les dilutions d'un médicament ; de sorte que la loi des semblables nous ordonne formellement de comparer l'ancienneté de la maladie et le numéro de la dynamisation employée ? Ne semble-t-il pas que par la suite des années le principe morbide reçoive dans notre organisme une modification analogue à celle que le médicament reçoit par ses dilutions successives dans la série des flacons dynamisateurs ?

L'analogie est constante et elle dicte impérieusement des lois à la pratique. Elle formule cette loi première : Les maladies exigent des dilutions d'autant plus basses qu'elles sont plus aiguës et plus récentes, d'autant plus élevées qu'elles sont plus chroniques et plus anciennes.

N'est-il pas bien naturel en effet de penser que la nature, proportionnant les ressources au mal, a mis à notre portée et sous nos mains le remède qui convient dans les cas soudains, imprévus, rapides et ne nous a imposé des manipulatations longues et difficiles que pour les cas où une maladie plus lente laissait du temps à la réflexion et aux procédés compliqués ?

Pour bien appliquer cette loi, n'oublions pas du reste les caractères qui divisent les maladies en deux grandes classes. La maladie aiguë est celle où la force vitale réagit activement contre une action toxique modérée. Sa durée est déterminée. Les anciens avaient, avec raison, porté sa limite dernière à quarante jours. La science a cependant rectifié cette perception empirique, et a prouvé que parfois cette action n'est que de quelques heures, et s'étend, pour quelques subtances, jusqu'à soixante jours. La maladie chronique est celle où la force vitale a succombé dans la lutte ; sa durée est illimitée et durerait autant que la vie, si le hasard ou un bon traitement ne lui mettait un terme par un médicament homœopathique.

Ces deux états répondent, comme nous l'avons dit : le premier aux bassés dilutions, qui produisent des symptômes violents, mais passagers ; le second, aux dilutions élevées, dont l'action est prolongée, latente et tenace. Des degrés insensibles rapprochent, par le fait, ces états distincts. En théorie, des nuances sans nombre les subdivisent à l'infini. C'est au tact du médecin à appliquer le principe à chaque cas donné. Dans les cas très aigüs nous employons très souvent les deuxième et troisième dilutions. Dans les cas aigüs les cinquième, sixième, septième et huitième suffisent ordinairement. Dans les cas chroniques, nous commençons à employer des neuvièmes en ajoutant un numéro à chaque dilution pour chaque année de la durée de la maladie ; mais comme dans certains cas, nous franchissons de plus grands intervalles, nous allons quelquefois jusqu'aux soixantièmes et aux centièmes. On sait que nos médicaments ont reçu un nombre de secousses mille fois plus grand que les préparations ordinaires, et que, sous ce rapport, nos centièmes équivalent au moins aux dix millièmes des homœopathes allemands.

Nous ne doutons pas que les millièmes et dix-millièmes ne soient parfaitement actives ; mais les chances d'altération deviennent si grandes lorsqu'on multiplie les dilutions, que nous avons moins de confiance à une millième qu'à une centième. Outre cela, le procédé de la succussion dans le vide exige un tel travail, qu'il est impossible de le continuer au-delà de cent, et alors qui nous garantit que les miasmes contenus dans l'air atmosphérique, ne prévaudront pas dans la teinture médicinale contre l'atome si prodigieusement réduit, qui y continue ses migrations indéfinies ?

Mais indépendamment de ces données pratiques, qui mènent à des discussions sans fin, comme toutes les discussions basées sur les faits, ces menteurs à double face, il est une raison supérieure, qui doit dominer cette question et poser des limites à la succession illimitée des dynamisations.

Nous avons vu que la maladie subissait dans le corps humain un certain nombre de modifications successives, analogues aux modifications que nous faisons subir aux médicaments en les dynamisant. Or, comme la durée de la vie humaine est limitée, il est évident que la série parallèle des dilutions, qui doit être similaire, est également limitée. Dès le principe nous avons trouvé cette similitude entre chaque dilution et chaque année de la maladie, et après dix-huit ans d'expérience, cette base nous paraît encore la plus solide et la plus réelle. Depuis nous, un homœopathe espagnol avait proposé de regarder chaque médicament comme l'équivalent d'un jour de maladie, et proposait d'élever le degré de chaque dilution d'un degré, pour chaque jour écoulé depuis le début de la maladie. Cette tentative, qui était inspirée de nos écrits précédents, nous paraît une exagération malheureuse d'une idée vraie. En effet, si vous avez à traiter une maladie aiguë bien déterminée, telle qu'une pneumonie, un chancre spécifique, une attaque de choléra, etc., etc., vous pouvez être sûr que la dilution convenable restera à peu près la même pour toute la durée de la maladie. Il est certain que l'ulcère syphilitique récent se guérit mieux avec une troisième dilution de jacaranda ou de mercure que par tout autre moyen, et que si, au lieu d'être consulté dès le début du mal, on n'est consulté que le trentième ou le quarantième jour après son apparition, il conviendra également ment de donner une très basse dilution, et qu'une trentième ou quarantième serait aussi nuisible qu'au début. L'année est donc à nos yeux, jusqu'à plus ample informé, l'équivalent d'une dynamisation homœopathique, et par suite, nous pensons que le nombre des dynamisations doit se borner à cent ou peut être cent cinquante. Dans ce système, le nombre des secousses pourrait être porté à trois cent soixante, pour offrir aussi l'équivalent des jours dans chaque préparation, car tout doit se déterminer par des nombres en homœopathie, comme déjà cela est fait en chimie, où les composés se combinent suivant des proportions numériques simples. Qui ne sait quelle importance jouent en botanique les nombres trois et cinq, appropriés à la grande division des monocotylés et des dicotylés ? Toutes les sciences en arriveront là, parce que Dieu a tout réglé, *numero, pondere et mensurâ,* selon l'expression du prophète, et l'homœopathie , cette fille aînée du Très-Haut, ne doit pas rester en arrière.

Quant à la considération de l'âge, il est évident que, toutes choses égales, l'enfance exige de basses dilutions, et la vieillesse des dilutions élevées. Chez l'enfant, toute maladie est aiguë ; toute affliction se complique de symptômes chroniques chez le vieillard. Si l'enfant est attaqué d'une maladie héréditaire, il faudra monter d'un degré ou deux l'échelle des dynamisations. Ici, comme toujours, une ample latitude doit être laissée au tact du médecin.

Ici trouve sa place une objection que souvent l'on nous a faite, et par laquelle on prétendait infirmer notre théorie ; souvent, nous disait-on, les maladies chroniques, au lieu de quitter le tissu cellulaire ou les muqueuses pour attaquer le système nerveux, se manifestent au contraire par des ulcères, des plaies, des exanthèmes, des catarrhes abondants qui semblent exiger des doses massives et de basses dilutions.

Cette objection est réelle, basée sur des faits constants, mais elle n'infirme pas notre théorie, elle présente seulement une difficulté pratique, qu'il était bon de prévenir et que nous avons dû lever.

Nous reconnaissons en effet qu'après l'évolution que nous avons signalée, les maladies chroniques en viennent souvent à manifester des désordres matériels effrayants , de même qu'un incendie longtemps latent, se réveille parfois lorsqu'il trouve de nouveaux aliments.

Eh bien, dans ces cas là et quand l'imminence du danger l'exige, nous combattons parfois par de basses dilutions ces symptômes aigüs d'un mal chronique; mais aussitôt le danger diminué ou passé, nous les attaquons bien plus sûrement en revenant aux dilutions qui conviennent à l'âge même de la maladie, et nous guérissons ainsi souvent avec des dilutions élevées des symptômes aigüs en apparence, mais qui ne sont que des épiphénomènes d'un état chronique. C'est aussi le secret de toutes ces maladies aiguës en apparence que Gross et ses admirateurs ont guéries avec l'emploi des dilutions Korsakoviennes, contradiction apparente avec notre loi posologique, confirmation en réalité si on avait bien examiné les cas qui paraissaient faire exception.

L'emploi raisonné de toute l'échelle des dilutions entraînait une conséquence non moins inattendue : c'est que les aggravations peuvent aussi bien avoir lieu par l'emploi de dilutions trop élevées que de dilutions trop basses. Chaque état morbide a une dilution qui lui répond de préférence; plus vous vous éloignez, soit *en dessous*, soit *en dessus*, plus vous risquerez de causer une aggravation dangereuse. Cette conséquence, qui forme partie intégrante de notre théorie, n'ayant pas été reproduite, nous avons lieu de croire que nos lecteurs se sont arrêtés à la lettre, et n'ont pas approfondi l'esprit de nos publications. Nos nombreux élèves savent du reste, que ces terribles aggravations qui ont désolé tous les homœopathes nous sont totalement inconnues. M. José Bernardino-Baptista Pereira, un des illustres défenseurs de notre art, nous écrivait en nous confirmant la réalité de ce fait merveilleux en apparence, et observé par des centaines de praticiens au Brésil. Nous ne devons pas être loin de la perfection, si nous avons déjà la certitude de faire presque toujours du bien et de ne nuire jamais.

Cette observation doit mettre fin une fois pour toutes à cette question si souvent répétée : Quelle est la dose la plus forte ou la plus faible ? La trentième est-elle plus active que la première ? Il est évident que chacune d'elle est la plus active dans les cas où elle convient, et la plus faible quand elle n'est pas à sa place. La troisième sera donc très forte dans les maladies aiguës, et très faible dans les maladies chroniques; ce sera l'inverse pour la trentième. Il en est des dynamisations comme des clefs, chacune d'elle est très forte pour sa serrure. La grosse clef est aussi impuissante pour ouvrir un petit cadenas, que la petite clef pour ouvrir une serrure massive. Il est bien entendu que nous parlons des médicaments préparés homœopathiquement et réduits à l'état infinitésimal. A l'état brut et grossier, ils appartiennent plus au chimiste qu'au médecin. Nous n'avons rien à en dire. Si vous avalez de l'acide sulfurique ou arsénieux, il est certain que la quantité la plus forte aura un effet plus violent; mais pour être logique restons sur notre terrain et nous verrons que ces questions d'action plus ou moins vive, ne sont plus que des questions d'appropriation et de convenance.

Pour terminer d'un coup tout ce qui a rapport à la question des doses, nous allons empiéter sur le terrain de la pratique, et nous occuper de leur administration et de leur répétition.

Nous avons déjà dit, quant à l'administration du médicament, que la plus petite quantité imaginable nous paraissait la meilleure. Un globule qui contient un deux centièmes de goutte, peut suffire pour plusieurs malades. On n'ajoutera rien à l'intensité et à la rapidité de l'action en augmentant cette quantité.

La solution d'un globule dans une quantité d'eau, paraît à plusieurs personnes propre à produire des effets moins perturbateurs. C'était un moyen familier à Hahnemann dans les dernières années de sa vie, où l'emploi des médicaments préparés par nos machines secouées des milliers de fois, lui paraissait exiger un correctf. Dans ce cas, il faisait prendre une petite cuillerée du verre où le globule était dissous pour la jeter dans un deuxième verre, une autre petite cuillerée de celui-ci était jetée dans un troisième, dont on prenait seulement une faible partie.

Il est un autre moyen sur lequel nous appelons toute l'attention des praticiens dans ce pays, c'est l'ingestion du médicament par l'odorat.

Cette manière est à la fois la plus douce et la plus prompte ; aussi mérite-t-elle la préférence dans les cas de danger imminent, lorsque la susceptibilité du malade est excessive, et lorsque l'on veut calmer les effets trop violents d'un médicament sans interrompre cependant complètement son action. Les commençants en homœopathie feraient bien de se borner à ce mode d'administration ; ils seraient ainsi plus sûrs de ne pas nuire, et puiseraient une grande confiance dans l'action des médicaments. C'est en tout cas un moyen efficace de diminuer l'activité excessive que l'on a reprochée aux médicaments préparés par des moyens mécaniques aussi énergiques que les miens. Hahnemann administrait les médicaments par le flair, en faisant faire successivement une aspiration par chaque narine, l'autre étant bouchée avec l'index de la main opposée. Après le flair du médicament, comme après tous les autres modes d'administration, le malade restera tranquille, sans parler, sans cracher, et dans le calme d'esprit le plus grand possible. S'il prend le médicament le soir, il tâchera de s'endormir immédiatement.

Les nécessités de la pratique nous ont amené à une petite découverte que nous devons mentionner ici. De même que pour éviter le préjugé vulgaire nous donnions tous nos médicaments en solution dans deux onces de liquide animé de 5 à 6 gouttes d'alcool, nous dûmes chercher un moyen de suppléer à l'olfaction qui soulève une tempête d'incrédulité. Dans ce but, nous renversions au-dessus du flacon de teinture, la bouteille du malade encore vide, et après trente ou soixante secondes, selon le cas, nous la renversions brusquement, nous la remplissions d'eau et nous la bouchions avec la plus grande célérité possible. Ce mode d'administration nous a toujours admirablement réussi. Après une longue pratique, nous nous sommes décidés à le publier à Rio, et nous le faisons de même en Europe, dans l'espérance d'être agréable aux homœopathes et utile aux malades.

Nous avons maintenant à nous occuper de la répétition des doses. Le type normal de l'expérience pure est l'ingestion d'une dose unique, et la répétition une nécessité toujours fâcheuse. Il en est de même pour le traitement des malades. Jamais le médecin n'a autant lieu de s'applaudir de son bonheur ou de son talent, que lorsqu'il obtient la guérison complète d'un état morbide par une seule dose d'un médicament parfaitement choisi.

Répéter, c'est s'exposer à gâter tout son ouvrage. Semblable aux ondes lumineuses qui, par leur rencontre, produisent parfois des bandes ténébreuses, deux doses de médicament peuvent se neutraliser mutuellement et rester toutes deux sans effet. Dans d'autres circonstances, elles peuvent se superposer et produire une aggravation dangereuse.

Il est cependant des cas où la répétition est nécessaire, et nous allons tâcher de les indiquer, autant qu'une matière aussi délicate le comporte. On peut considérer un malade comme saturé déjà par le fait même de son affection, du préservatif le plus efficace contre l'action du médicament semblable. Cependant la cause des maladies étant, comme nous l'avons dit plus haut, une simple dynamisation qu'une dilution imparfaite et des mélanges de toute sorte affaiblissent singulièrement, la préparation homœopathique a, généralement, sur cette cause, toute la supériorité que l'art possède sur les effets informes d'une cause fortuite ; néanmoins cette supériorité ne se manifeste pas quelquefois du premier coup, et alors l'effet persistant de la maladie éteint l'effet de la dynamisation pharmaceutique. Dans ce cas, pour combattre l'ennemi à armes égales, il faut que la cause curative persiste comme la cause morbifique. Aussi, dans les maladies épidémiques et contagieuses, la répétition est évidemment nécessaire. Dans les cas aigus aucune règle ne peut être tracée, le coup d'œil du praticien est absolument nécessaire. Il faut distinguer d'abord l'action du médicament de celle de la maladie. Tant que dure l'aggravation, que cette action provoque quelquefois, il n'y a rien à faire qu'à donner un antidote, si cet effet devenait alarmant ; lorsqu'une amélioration suit cet effet primitif, il faut encore en être spectateur tranquille ; mais si l'amélioration ne se soutient pas, si de nombreux symptômes appartenant en propre à la maladie se manifestent, on ne doit pas tarder à recourir à une nouvelle dose du médicament, en ayant soin, si les effets ont été trop forts, de choisir une dynamisation mieux appropriée. Dans le cas où le médicament, après une attente raisonnable, ne produit aucun effet sensible, on peut en répéter l'usage une ou deux fois à une dose différente. Mais s'il développe seulement des symptômes étrangers à la maladie, on ne doit pas hésiter à étudier avec plus de soin [la matière médicale pour trouver un moyen plus approprié. Ici encore tout est remis à la prudence du médecin, surtout dans les maladies aiguës. Si l'on peut attendre sans danger, dix, vingt et trente jours dans les maladies chroniques, il faut se décider quelquefois dans les vingt-quatre heures dans les maladies aiguës. On a donné des médicaments toutes les heures dans certains cas de choléra-morbus, on en a donné même tous les quarts d'heure ; mais nous pensons qu'avec plus de méthode et de sang-froid, on eût évité une pareille précipitation.

Il est une pratique autorisée par d'illustres exemples : c'est l'emploi alterné de deux ou trois médicaments pour combattre la même maladie. Les partisans de cette méthode prétendent qu'un médicament qui a perdu son efficacité contre un état morbide, la retrouve lorsqu'une substance a distrait l'organisme de son effet, et que par là on obtient avec deux médicaments donnés alternativement ce qui était impossible en les faisant suivre à de longs intervalles.

Malgré les autorités imposantes qui appuient cette manière de voir, nous ne pouvons nous y soumettre aveuglement. Il nous a toujours semblé que, malgré l'intervalle qu'on laissait d'une dose à l'autre, cette intercalation avait en elle-même quelque chose qui sentait la polypharmacie de l'école et ternissait en quelque sorte la limpidité magique de la doctrine rationnelle par excellence ; et plus tard, lorsque, par la création de la théorie des doses, nous apprîmes à tirer tout le parti possible d'une substance en faisant succéder les dynamisations de plus en plus élevées, nous reconnûmes qu'il valait infiniment mieux demander ainsi d'abord à un médicament tout ce qu'il pouvait donner ; que, dans ce cas, les atténuations supérieures continuaient d'agir après que l'organisme était, par l'habitude, devenu insensible aux atténuations inférieures, et qu'une fois qu'il était ainsi épuisé, il ne produisait plus aucun effet favorable pendant un temps indéfini. Par là aussi un seul médicament administré pendant des mois entiers déracinait à lui seul une maladie contre laquelle, alterné avec un autre, il aurait été tout à fait impuissant. Sur ce point, comme sur tous les autres, tout doit être ramené à une seule loi : la similitude. Si les symptômes ont changé d'aspect, il faut aussi changer de médicaments ; mais si les symptômes s'améliorent graduellement, il serait absurde de recourir à un agent qui leur serait moins homœopathique, sous prétexte de la nécessité d'alterner. Il en est de même pour les maladies aiguës ou chroniques. Ne perdez pas de temps à savoir si le médicament est apsorique ou antipsorique ; ne vous inquiétez que d'une chose : reproduit-il exactement la maladie que nous avons à combattre ? Le mot homœopathie n'est point un vain nom, il est la règle universelle, la clef de toutes les difficultés que peut offrir le nouvel art.

Dans tous les cas, la répétition des doses de médicament doit être relative au choix de la dilution. Les mêmes raisons qui militent dans un cas doivent également servir de règle dans l'autre. Fréquente pour les basses dynamisations, la répétition doit être très rare à partir de la quinzième. Autant que possible, elle ne doit pas porter sur la même dilution, mais elle doit suivre l'échelle ascendante, en commencant par le bas. Les substances qui, comme le lycopode, la silice, le charbon sont inertes à l'état grossier, doivent être employées à des dilutions un peu plus élevées que les autres. Cependant cette différence ne doit pas être exagérée. Nous avons guéri des chancres syphilitiques avec des troisième et quatrième dynamisations de lycopode. A partir de la neuvième, nous pensons que l'on n'a pas à faire de distinction entre les substances les plus actives et les plus inertes à l'état ordinaire.

Résumons-nous par quelques règles précises :

1° Dans les cas chroniques, donner une seule dose et attendre pendant toute la durée d'action du médicament choisi s'il se manifeste une amélioration durable. Si cette amélioration ne dure que quelques jours, et que la maladie reprenne son cours, on pourra recourir à une dilution plus élevée du même médicament, mais après avoir attendu au moins la moitié du temps marqué pour l'action du médicament : vingt jours si son action est de quarante, et trente, si elle est de soixante.

2° S'il ne se manifeste aucun symptôme, on doit, en tout cas, choisir un autre médicament mieux approprié, après avoir attendu dix ou douze jours, ou le quart de la période active du médicament.

3° Dans les cas aigus ou dans les attaques imprévues, on peut donner un médicament de deux en deux jours, ou tous les jours, ou même de douze heures en douze heures, si la violence du mal ou les douleurs du malade réclament un secours immédiat.

4° Dans quelques cas de choléra-morbus ou de fièvres pernicieuses, on peut donner les médicaments de deux en deux heures, ou même d'heure en heure. On ne doit pas craindre de répéter le même médicament à la même dilution, surtout si l'amélioration est sensible, mais chaque fois de courte durée.

5° Dans les fièvres intermittentes, on peut donner une dose après chaque accès. Cependant s'ils diminuent d'intensité, on doit laisser passer un ou deux accès sans médicament ; si les accès sont plus violents, il faut choisir un autre médicament.

Pendant que nous achevions ces pages a paru, dans le *Journal de la société gallicane*, un mémoire sur les doses destiné à résoudre la question chimérique de trouver une dynamisation qui jouisse d'une plus grande efficacité que les autres pour guérir les maladies tant aiguës que chroniques. Ce mémoire, plein d'idées justes et parfaitement déduites, ne contient rien, du reste, que nous n'ayons exposé depuis longtemps sous une forme bien plus arrêtée et bien plus dogmatique en nous rattachant au principe même de l'homœopathie. Nous en extrairons quelques passages pour montrer combien nos opinions ont fait de chemin, combien elles sont confirmées par la saine observation des faits, et en même temps quelle confusion d'idées règne encore cependant parmi les observateurs les plus éclairés d'ailleurs et les écrivains les plus consciencieux de notre école.

PREMIER PASSAGE. — « *Les médicaments en substance et les puissances basses* employées dans l'expérimentation pure, *provoquent des symptômes d'une gravité relativement plus grande, mais plus superficiels et plus fugaces* ; les puissances élevées, au contraire, donnent naissance à des symptômes moins tumultueux, mais plus graves et d'une durée plus longue.

« Ce résultat obtenu par les expérimentateurs s'accorde pleinement avec les observations des médecins de la vieille école. Ainsi des doses massives, comme par exemple : cinquante ou cent centigrammes de calomel, produisent des effets bien plus violents, mais en même temps plus fugaces que la même substance administrée à la dose fractionnée de deux milligrammes par exemple, répétée pendant plusieurs semaines. Le même rapport existe entre la première puissance et la trentième. »

D'après ce passage, on voit que les basses dilutions produisent des symptômes plus graves en apparence, mais plus superficiels et plus fugaces, c'est-à-dire une maladie aiguë, qui en général se guérit après une période limitée et sans laisser de traces de son violent passage dans l'organisme. D'un autre côté, dit l'auteur, les hautes dilutions provoquent des symptômes moins tumultueux, mais plus tenaces et plus nuisibles, c'est-à-dire en tout conformes à ceux des maladies chroniques, qui généralement accompagnent l'homme jusqu'au tombeau.

Il semble qu'un homœopathe qui avait eu assez de tact pour saisir aussi nettement le caractère qui distingue l'action des basses dilutions de celle des autres, ne pouvait conclure qu'en disant : — La loi des semblables nous ordonne de traiter les maladies aiguës par les premières puissances et les maladies chroniques par les plus hautes, en cherchant toujours la nuance de chaque cas morbide dans les numéros des dynamisations successives. Au lieu de cela, nous avons trouvé un peu plus loin l'assertion suivante, qui nous a jeté dans un profond étonnement.

DEUXIÈME PASSAGE. — « On a voulu régler le *degré de la puissance sur la durée de la maladie*. Abstraction faite de ce qu'il est souvent impossible de connaître le début véritable des affections chroniques, tout ce raisonnement repose sur une hypothèse fausse. Quel rapport peut-il y avoir entre deux choses aussi différentes que la date de la maladie et le degré de la puissance ? Du reste, notre connaissance des lois auxquelles sont subordonnées la maladie et la guérison, n'est pas assez étendue pour que nous puissions baser là-dessus des calculs arithmétiques. »

Est-ce que par hasard l'auteur de ce mémoire n'aurait pas entendu parler de la loi des semblables ? On serait tenté de le croire en entendant un pareil doute. Mais après ce moment de faiblesse, notre auteur se relève et nous le retrouvons digne de lui.

« Telle est la confusion qui règne dans les idées de volume, de hauteur et de force, qu'on regarde les puissances élevées comme particulièrement aptes à être opposées aux douleurs vives attribuées à l'exaltation de la sensibilité. Grâce à cette même supposition fausse, les puissances basses sont regardées comme inefficaces et inopportunes pour des constitutions robustes.

« De semblables lieux communs ne suffisent pas pour des données pratiques. C'est précisément le contraire qui a lieu ; la sensibilité est-elle exaltée à un haut degré, il faudra plutôt s'abstenir de l'emploi des puissances très élevées, à moins qu'on ne sache en modérer les effets en les administrant à des doses aussi petites que possible. »

Et en effet les basses dilutions produisant des effets plus tumultueux que les hautes, conviennent mieux dans les douleurs violentes et aux constitutions robustes.

Quant à modérer les effets des dynamisations élevées en en diminuant le volume, c'est là une illusion purement gratuite que fait l'auteur. La diminution de la quantité, qui est tout pour les substances matérielles, perd de son importance dès qu'il est question des dynamisations homœopathiques, même pour les troisième et quatrième ; à partir des sixième ou septième dilutions, il est tout à fait indifférent de donner un globule ou deux cents globules. On peut également diviser un globule en le diluant dans un litre d'eau, et alors une goutte de cette eau agira aussi bien qu'une dose mille fois plus forte. C'est une expérience que nous avons répétée cent fois.

Troisième passage. — « Beaucoup de médecins n'attachent plus la moindre importance au degré de dynamisation ; la différence qui existe entre les diverses puissances est, à leurs yeux, trop insignifiante pour ne pas échapper à l'observation, et par conséquent d'aucune utilité pour le médecin.

» S'il s'agissait seulement de rechercher la différence entre des puissances rapprochées, cette opinion pourrait trouver sa justification ; mais il doit exister une différence notable entre la première et la deux centième ; et puisque personne ne conteste ce fait, il faut que cette différence puisse être plus ou moins formulée. »

Précieux avœux à ajouter à ceux que nous avons déjà cités sur la décadence de l'homœopathie théorique, délaissée depuis la mort de Hahnemann ! Nous allons trouver une nouvelle preuve de cette décadence dans les passages suivants, qui, venant d'un homme aussi compétent, auront une autorité que l'on pourrait refuser à nos paroles, comme inspirées par un parti pris ou par esprit de système.

Quatrième passage. — « C'est pourquoi on a conseillé de diviser les symptômes médicamenteux en deux séries, et d'employer les effets primitifs pour la guérison des maladies aiguës et les effets consécutifs pour celle des affections chroniques. Examinée de près, cette idée perd beaucoup de sa valeur apparente, quand on considère les nombreuses difficultés qui s'opposent à sa mise à exécution. D'abord on n'a pas encore pu se rendre compte de la nature des effets primitifs et des effets consécutifs..

« En outre, dans un cas donné, il est entièrement difficile et quelque fois même presque impossible de déterminer à quelle classe de phénomènes appartient tel ou tel symptôme, d'autant plus que les effets alternants ajoutent à la confusion.

» Enfin il manque une ligne de démarcation nettement tracée qui sépare les maladies aiguës des maladies chroniques, attendu que le passage d'une espèce de ces états morbides à l'autre, s'opère très fréquemment. »

Par ce quatrième passage, on voit que, faute d'avoir tenu compte de l'élément chronologique, les homœopathes ont perdu complètement le sens de la symptomatologie. On ne peut plus distinguer les effets primitifs des effets secondaires, et cela est facile à concevoir, quand on les a confondus à plaisir dans un ordre antinaturel.

Même ignorance sur la distinction des maladies aiguës et des maladies chroniques, si claire aujourd'hui pour nous et pour nos élèves. (Voyez *Pathogénésie brésilienne*, page 25.)

Ces citations, nous l'espérons, suffiront pour montrer qu'il était grand temps d'éclairer du flambeau de la science, les ténèbres qui s'épaississent chaque jour autour de la doctrine de Hahnemann !

Arrivés à ce point, nous avons enfin une similitude complète et absolue. Elle existe en effet dans les symptômes ou éléments morbides, dans leur localisation anatomique, dans leur succession sériaire, et enfin dans leur degré d'intensité, et ces points de vue multiples embrassent toute réalité possible.

Nous avons donc ainsi étendu en largeur, en hauteur et en profondeur, le point idéal de similitude posé par Hahnemann. Nous avons physiquement incarné cette notion confuse, et nous l'avons rendue pratique en la précisant. Puis nous avons, pour manier plus facilement ces problèmes complexes, trouvé l'admirable instrument de l'algèbre homœopathique, grâce auquel nous résolvons, en nous jouant, ces problèmes si effrayants avant nous, et qui n'avaient été qu'effleurés par le génie de Hahnemann.

Nous allons maintenant voir en action les principes que nous avons posés, et enseigner à nos lecteurs comment ils peuvent en peu de temps pratiquer l'homœopathie, c'est-à-dire faire plus pour l'humanité que les allopathes n'ont fait depuis Hippocrate jusqu'à Bouillaud. Nous allons leur apprendre que dorénavant ils peuvent faire l'homœopathie mieux que Hahnemann lui-même, cet esculape chrétien, ce père de la médecine régénérée, qui n'a vu que dans son germe l'arbre immense qui doit un jour abriter sous son ombre bienfaisante l'humanité consolée et rajeunie.

Nous ne parlons pas des petites doses. Nous en avons dit assez en terminant cet article de la loi des semblables, pour n'avoir pas besoin d'y revenir.

Nous ne dirons rien non plus sur la simplicité des doses si fortement inculquée par Hahnemann. Il est si clair que si l'on veut savoir ce que l'on fait, on ne doit administrer à un malade qu'un médicament à la fois, sous peine de confondre les effets de l'un avec l'autre, que vraiment aujourd'hui ce serait faire injure aux hommes que de leur prouver compendieusement une pareille naïveté. Malgré notre conviction de l'hébêtement incurable des allopathes et des académiciens, nous ne pouvons pas les supposer capables de croire encore à la vertu des absurdes mélanges dans lesquels ils confondent encore parfois, cinq, dix, vingt substances ensemble. Nous aimons mieux croire que l'habitude, la force de l'exemple, le défaut de réflexion, les retiennent encore dans cette ornière où d'ailleurs les douleurs sont toutes pour les malades et les profits pour les docteurs.

DEUXIÈME PARTIE

Pratique de l'homœopathie ou thérapeutique.

Lorsqu'un élève se présente à nous pour étudier l'homœopathie, nous l'introduisons d'abord dans un dispensaire consacré à la réception des malades ; nous le mettons au courant des détails pratiques de l'établissement, et au bout de quelques jours nous l'habituons peu à peu à prendre des notes sous la dictée des malades qui exposent l'histoire de leurs maladies. Nous l'exerçons ensuite à choisir le médicament le plus approprié à chaque cas, et enfin nous lui donnons les notions générales qui éclairent dans les cas difficiles la marche de la pratique.

Ce que nous avons fait isolément pour quelques individus, nous allons nous efforcer de le faire aujourd'hui pour le public, et nous garantissons à ceux de nos lecteurs qui nous suivront avec courage, qu'au bout de ce volume, ils sauront tout ce qu'il faut pour pratiquer consciencieusement le nouvel art et contribuer à la régénération physique de l'espèce humaine.

Rédaction des histoires de maladies.

Le malade doit exposer avec calme et le plus clairement possible les douleurs qu'il ressent actuellement avec les détails les plus précis et les plus minutieux sur leurs diverses circonstances. Lorsque toute la description des faits actuels est épuisée, il doit ensuite remonter à l'origine du mal en cherchant à retrouver, dans ses maladies antérieures, la source de ses souffrances présentes. Pour cela il devra remonter aussi loin que ses souvenirs le permettront, et indiquer toutes les maladies qu'il a éprouvées, même celles qui semblent en apparence n'avoir laissé aucune trace dans son organisation.

Nous reviendrons plus loin sur les particularités de cet interrogatoire. Pour le moment nous n'avons qu'une seule recommandation capitale à faire à l'homœopathe : c'est de savoir écouter. *Ecouter*, art difficile, inconciliable avec les prétentions doctorales et que Hahnemann a le premier inculqué aux médecins, Jacotot aux professeurs.

A mesure que le malade exprime librement l'histoire de ses douleurs, l'homœopathe note sur un registre préparé à cette fin tous les détails qui résultent de sa narration. Le verso de chaque feuille , ou la page que l'écrivain trouve à sa gauche en ouvrant le registre est divisé en vingt-cinq lignes distinguées entre elles par les vingt-cinq lettres de l'alphabet rangées en colonne l'une au-dessus de l'autre, dans l'ordre suivant :

T Y O N F D B G E A U P M R C L X Z I J V Q S K H.

Chacune de ces lettres répond à l'un des groupes organiques du corps humain, et l'homœopathe place à la suite, c'est-à-dire à la droite de chacune d'elles, les symptômes accusés par le malade. Avant la lettre, c'est-à-dire à sa gauche, il place la date de l'apparition du symptôme. Les maladies antérieures sont distinguées par des parenthèses. Dans le haut de la page un espace est réservé pour placer le nom, la demeure, l'âge, le tempérament du malade, les médicaments dont il a usé, et s'il y a lieu des notes sur la santé de ses parents.

La page de droite (recto) est réservée au choix du médicament et aux effets qu'il aura produits.

Voici la signification des vingt-cinq lettres rangées en colonne en tête de nos tableaux de maladies. Que le lecteur veuille bien s'y arrêter un instant et les fixer dans sa mémoire. C'est presque le seul effort de ce genre que nous aurons à lui demander, et il est vraiment si insignifiant, que nous n'insisterions pas pour l'obtenir si une longue expérience ne nous eût appris que la plupart des élèves qui ont négligé de franchir à temps ce premier pas se trouvent arrêtés tout à coup lorsque, plus tard, ils sont en face de nos formules algébriques, si compliquées en apparence, si simples en réalité. Beaucoup sont restés ainsi sur le seuil de la science devant une porte dont nous avions mis cependant la clef à leur disposition. Etudier une demi-heure le premier jour, et repasser uné seule fois pendant quelques semaines, notre colonne de lettres suffit pour en prendre possession définitivement. Que l'on essaie, et l'on verra combien la chose est aisée.

T	Tête	A	Abdomen	I	Intellect, moral
Y	Yeux	U	Urèthre, etc.	J	Système nerveux
O	Oreilles	P	Pénis et VIRILIA	V	Système vasculaire, etc
N	Nez	M	Matrice et *muliebria*	Q	Tissu cutané , muqueux, etc.
F	Face	R	Respiratoires (voies)		
D	Dents	C	Cœur	S	Sécrétoire (système)
B	Bouche	L	Lombes, dos, etc.	K	Os et cartilages
G	Gorge, pharynx, etc.	X	Membres thoraciques	H	Muscles et articula-
E	Estomac	Z	Membres abdominaux		tions

Quant aux détails suivants, il suffira de les parcourir sommairement pour savoir à quelle lettre on doit rapporter chaque symptôme en particulier. Par la pratique et l'habitude de recevoir des malades, on apprendra si rapidement à opérer le classement des symptômes, qu'il est inutile de beaucoup s'en préoccuper.

Tableau détaillé des organes et de leurs principales affections.

T. — *Tête externe*. — Front, vertex, occiput, nuque, pariétaux, tempes, cuir chevelu, cheveux.

Tête interne. Cerveau. — Vertiges, migraine, pesanteur, céphalalgie, congestion, apoplexie.

Y. — *Yeux*. — Conjonctive, sclérotique, cornée, pupilles, sourcils, paupières, cils, angles, glande, caroncules, sac et canal lacrymal, orgelet.

Vue. — Amaurose ou obscurcissement de la vue, cécité, Diplopie, ou vue double. Strabisme. Héméralopie ou vue diurne, hémiopie ou vue à moitié. Myopie ou vue courte, photophobie ou crainte de la lumière. Presbyopie ou vue longue, nyctalopie ou vue nocturne. Blépharite. Ophthalmie ou inflammation de la conjonctive.

O. — *Oreilles*. — Région externe de l'oreille. Lobes, conque, tragus, antitragus, cartilage, région mastoïdienne. Le cérumen, sa couleur, sa consistance.

Ouïe. — Illusions diverses, faiblesse de l'ouïe, surdité. Oreillon ou parotite, otalgie ou douleur nerveuse de l'oreille. Otorrhée ou écoulement par l'oreille, inflammation de la membrane muqueuse de l'oreille, polype.

N. — *Nez*. — Régions latérales, dos, cloison, racine, ailes, narines, angles, portion osseuse, fosses nasales. Mouchement, mucosités, écoulement, coryza, épistaxis ou saignement, éternuement. Ozène ou ulcération de la membrane pituitaire. Carie, polypes.

Odorat. — Illusions diverses. Anosmie ou diminution et perte de l'odorat.

F. — *Face en général*. — Aspect. Prosopalgie ou névralgie faciale. Couperose. Région osseuse malaire et zygomatique. Joues, lèvres, mâchoires.

D. — *Dents*. — Agacées, cariées, branlantes, déchaussées, saignantes. Grincement, odontalgie ou mal de dents. Gencives ulcérées, excoriées, gonflées, gercées, saignantes, etc.

B. — *Bouche*. — Mastication, salivation, sécheresse. Aphthes, scorbut ou ulcération de la bouche. Hémorrhagie, trismus, serrement convulsif des mâchoires. Fétidité, palais. Altération et dépravation du goût. Langue, glossite ou inflammation de la langue. Paralysie, langue chargée, couleur de l'enduit. Parole, ses défauts, mutisme.

G. — *Gorge*. — Inflammation des amygdales, angine, étranglement, œsophage, pharynx, déglutition, inflammation, spasmes; ulcères syphilitiques, paralysie, luette, allongement.

E. — *Estomac*. — Appétit et digestion, anorexie ou manque d'appétit, boulimie ou faim insatiable, hoquets, renvois, nausées, pituites, régurgitations et vomissements de toute nature, gastralgie ou douleur d'estomac, gastrite ou inflammation d'estomac, squirrhe, cancer, pyrosis, choléra, etc., etc.

A. — *Abdomen*. — Région externe, muscles, diaphragme, intestins, poitrine. Foie, rate, flancs, ombilic, aine, hypogastre. Coliques, ballonnement, carreau, hydropisie, hernies. Anus, rectum, périnée.

Aψ. — Fonctions. Selles, nombre, consistance, couleur, constipation, diarrhrée, dyssenterie.

Ténesme ou envie continuelle et inutile d'aller à la selle. Hémorrhoïdes, chute du rectum, fistules, blennorrhée.

U. — *Voies urinaires.* — Reins, uretère, vessie. Urines abondantes, ischurie ou rétention complète d'urine. Calculs, gravelle, polypes. Cystite ou inflammation de la vessie. Urèthre, émission, jet, sédiment, cuisson, rétrécissement, inflammation, blennorrhée ou écoulement muqueux par l'urèthre. Dysurie ou difficulté d'uriner. Strangurie ou sortie goutte à goutte de l'urine.

P. — *Penis et Virilia* — Verge, gland, prépuce, scrotum, testicules, vésicules spermatiques. Coït, priapisme, onanisme, pollutions, impuissance, chancres, condylômes ou excroissances charnues. Phimosis ou resserrement de l'ouverture du prépuce. Paraphimosis ou étranglement du gland par le prépuce. Balanite, inflammation de la face interne du prépuce. Balanorrhée ou écoulement dont le siége est au gland. Hydrocèle.

M. — *Matrice et Muliebria.* — Chute. Col, ovaire, vagin, grandes lèvres, nymphes, clitoris, pubis. Règles, aménorrhée ou suppression des règles. Dysménorrhée ou menstruation difficile. Métrorrhagie ou hémorrhagie de la matrice. Age critique. Leucorrhée ou fleurs blanches (catarrhe utérin). Cancer, affections syphilitiques. Grossesse et ses périodes. Accouchement, stérilité, avortement. Lochies ou sortie de sang après les couches. Péritonite ou inflammation du péritoine. Seins, mamelons. Allaitement. Agalactie ou absence du lait, fièvre puerpérale.

R. *Appareil respiratoire.* — Poumons. Hémoptysie ou crachement de sang. Pneumonie ou inflammation de parenchyme. Hydrothorax ou hydropisie de la poitrine. Phthisie ou consomption. Thorax. Pleurodynie ou douleur de côté. Plèvre, pleurésie ou inflammation de la plèvre. Bronches, trachée. Larynx, respiration, inspiration, expiration, haleine, voix, toux, expectoration, son goût, sa forme, son poids et sa couleur.

C. — *Cœur.* — Battements, palpitations. Atrophie ou diminution extrême, hypertrophie (ou grossissement). Péricarde.

L. — *Tronc.* — Reins, région lombaire. Lombago, sciatique, Dos, myélite ou inflammation de la moelle. Nuque, torticolis. Cou, goître. Vertèbres, carie, déplacement, etc.

X. — *Membres thoraciques*. — Aisselles, épaules, bras, coude, avant-bras, poignets, mains, doigts, phalanges, ongles. Goutte, paralysie, crampes, tremblements. Verrues, raccourcissement des tendons.

Z. — *Membres abdominaux*. — Fesses, cuisses, genoux, jambes, mollets, malléoles, pieds, doigts, phalanges, ongles. Marche, faiblesse, tremblement, chancellement, crampes, raideur, paralysie, cors, oignons.

Généralités.

I. — *Intellect et moral*. — Imagination, mémoire, oubli, occupation, volonté, caractère, état de l'âme, aliénation mentale, démence.

J. — *Système nerveux*. — Crampes, spasmes, convulsions épileptiques, cataleptiques. Eclampsie, convulsion des enfants à l'époque de la dentition. Tétanos ou tension convulsive des malades. Chorée. Névrite ou inflammation des nerfs. Névralgie ou douleur des nerfs. Hydrophobie, *delirium tremens*, tressaillement des muscles. Baillement.

Sommeil, court, inquiet, interrompu, prolongé, comateux, réveil. Rêves fréquents, rares, leur nature et leur sujet.

V. — *Système vasculaire*. — Veines, artères, vaisseaux lymphatiques, glandes du cou, des aisselles, des aines. Indurées, gonflées, suppurantes. Fièvre intermittente ou algide, continue, grave, pernicieuse, typhoïde. Pouls, type, froid, frisson, chaleur, soif, sueur, anémie ou pauvreté de sang. Chlorose ou pâles couleurs. Phlébite ou inflammation des veines. Pléthore ou surabondance de sang. Anévrisme.

Q. — *Tissu cutané*. — Sueur (il faut noter avec soin les maladies de la peau négligées ou guéries par des bains ou des frictions. Les maladies chroniques ont souvent pour cause éloignée uue éruption répercutée.)

Exanthèmes ou taches superficielles s'effaçant sous la pression. Lésions mécaniques. Macules ou taches persistantes. Squammes ou écailles de l'épiderme. Bulles ou larges vésicules sous l'épiderme. Vésicules ou petits boutons pleins de sérosité. Pustules, collection de boutons purulents. Papules, petites élevures charnues. Tissu cellulaire. OEdème ou tumeur diffuse sans inflammation. Ulcération, chancres. Hypertrophie ou excès de nutrition. Atrophie ou amaigrissement. Phlegmon, panaris, furoncle. Abcès, suppuration, éléphantiasis. Lipômes ou tumeurs graisseuses.

S. — *Affections du système sécrétoire ou glandes en général.* — Parotite ou inflammation de la glande salivaire, nommée parotide. Goître ou gonflement de la glande thyroïde, etc. Engorgements, érysipélateux, luisants, etc.

K. — *Tissu osseux, cartilagineux.* — Ostéite ou inflammation du tissu osseux. Ramollissement, luxation, carie, nécrose.

K. — *Muscles et articulations.* — Rhumatisme articulaire, goutte ou douleur des articulations avec gonflement. Podagre ou goutte aux pieds. Raccourcissement des tendons. Arthrite.

Une fois l'histoire du malade convenablement rédigée, l'homœopathe relève successivement tous les symptômes divers qui la composent, et les place à la suite les uns des autres par ordre de date, en les indiquant simplement par la lettre qui leur est affectée. Mais comme une simple lettre ne désigne que l'organe malade, sans préciser la nature spéciale de l'affection dont il est atteint, on indique ces nuances par six petites lettres grecques que l'on place au dessus de la lettre de l'organe. Les voici avec leur signification.

Lettre.	Nom.	Signification.
ω	Omega.	Sensation.
ψ	Psi.	Fonction.
π	Pi.	Inflammation.
δ	Delta.	Douleur.
λ	Lambda.	Perversion de fonction
φ	Phi.	Désorganisation.

Ainsi pour exprimer mal à la tête, on écrit Tδ, pour exprimer une angine, inflammation de la gorge, on écrit Gπ, une gastrite ou inflammation d'estomac Eπ, la surdité ou perversion de la fonction de l'ouie Oλ, les palpitations ou perversion de la fonction du cœur

Cλ, la carie des dents ou désorganisation de leur tissu Dφ, la vue ou fonction de l'œil Yψ, les règles ou fonctions de la matrice Mψ, etc., etc.

Lorsque l'on veut renforcer la signification d'un terme, on place une ou deux lignes au dessus, ainsi $\overline{\text{T}}$♂ veut dire grande douleur dé tête, $\overline{\overline{\text{T}}}$♂ mal de tête violent, intolérable.

Lorsqu'au contraire le terme est souligné, on diminue la force de son expression C$\underline{λ}$ veut dire palpitations légères, C$\underline{\underline{λ}}$ veut dire palpitations presque imperceptibles. M$\underline{ψ}$ veut dire règles faibles. M$\underline{\underline{ψ}}$ règles supprimées.

Lorsque la ligne est ondulée ⌇⌇⌇ elle indique l'intermittence F♂ douleur de la face, ou tic douloureux de temps en temps; enfin la ligne ondulée et ponctuée indique une périodicité régulière bien caractérisée J$π$ convulsions à intervalles réglés, R λ attaques d'asthme périodiques, etc., etc. Pour la signification des termes algébriques, on trouvera aussi plus loin un dictionnaire dans lequel la plupart des expressions usitées sont traduites fidèlement.

Ces préliminaires bien compris passons à un exemple de maladie: le malade à cinquante et un ans.

1° Sa mémoire s'affaiblit de jour en jour.

2° Il a des maux d'estomac qui sont suivis d'une faim très violentes ou de nausées.

3° Précédemment il a souffert de grands maux de tête.

4° Il a eu, il y a deux ans, une pleurésie.

5° Il a souvent la diarrhée avec des coliques.

6° Dans sa jeunesse il a été atteint par la rougeole qui a été mal soignée et l'a laissé faible et souffreteux pendant plusieurs années.

7° De quatorze à vingt et un ans, il ne dormait que trois ou quatre heures chaque nuit.

Pendant que le malade parle, l'homœopathe classe les symptômes qu'il énonce à la suite des lettres correspondantes sur le tableau. Ainsi le premier symptôme se place à l'intelligence Iλ, le deuxième à l'estomac E♂λ, le troisième à la tête T♂, le quatrième à la poitrine R♂, le cinquième à l'abdomen A♂λ, le sixième au système cutané Qπ, le septième au système nerveux J ψ.

Ce travail fait, il faut mettre à gauche de la colonne des lettres les dates exactes de l'apparition des symptômes, pour pouvoir en déterminer rigoureusement la succession chronologique. Nous obtenons ainsi le tableau suivant:

N° 7,183. M. X..... âgé de cinquante et un ans, né de parents sains.

Octobre	1849	T∂ Y O N F D B G	Maux de tête.
Janvier	1851	E∂λ	Maux d'estomac, accompagnées tantôt de nausées, tantôt d'une faim violente.
Mai	1849	A∂λ U P M	Diarrhée précédée et suivie de coliques.
Janvier	1849	Rπ∂ C L X Z	Une pleurésie (sangsues, saignées, emplâtre de poix de Bourgogne).
Mars	1850	Iλ	Faiblesse de la mémoire et disposition à s'exalter.
	1813	J♀ V	Insomnie dans sa jeunesse de quatorze à vingt-deux ans.
	1811	Qπ S K H	(Rougeole. Il est sorti trop tôt, et l'éruption rentrée a laissé l'enfant dans un état maladif prolongé).

Si maintenant nous relevons les symptômes par ordre de dates, nous obtenons la formule algébrique suivante :

$$Q\pi \quad J\varphi \quad R∂\pi \quad A∂\lambda \quad T∂ \quad I\lambda \quad E∂\lambda$$

Nous avons ainsi, dans une seule ligne, une image r duite d'une narration si complexe et si confuse. Du dédale des faits particuliers est sortie une expression générale qui en est la quintessence réelle. Nous allons voir maintenant quel parti l'homœopathe peut tirer de cette formule de la maladie, car on pense bien que ce n'est pas pour une puérile économie de temps et de papier que nous avons fait subir cette transformation logique à l'exposition primitive de notre malade. Non, ce n'est pas une sténographie que nous avons inventée, mais une méthode de calcul avec laquelle l'esprit humain peut dès à présent résoudre les problèmes thérapeutiques, avec la même facilité et la même certitude que le mathématicien résout les questions de grandeur et de nombre.

En effet, tout le problème médical pour l'homœopathe se borne à trouver un médicament qui produise chez l'homme sain les mêmes symptômes que l'on doit combattre chez le malade. Or, ce problème, que les répertoires les plus volumineux n'avaient pas permis d'atteindre jusqu'à ce jour, se résout de la manière la plus simple et la plus naturelle en se servant de la nouvelle langue ou de cette algèbre médicale que nous avons formulée. Les médicaments expérimentés par Hahnemann sur l'homme sain ont produit une maladie artificielle; et si de ces maladies nous tirons des formules algébriques par le même procédé que nous venons d'indiquer pour les maladies naturelles, nous trouverons avec la plus grande facilité les termes de comparaison qui nous sont nécessaires pour le choix du médicament. Il suffira pour cela de classer toutes les formules dans un ordre régulier propre à faciliter les recherches pour que l'on puisse trouver celle d'entre elles qui reproduit exactement la formule de la maladie à traiter ou du moins celle qui s'en rapproche le plus.

C'est ce que nous avons accompli en analysant toute la matière médicale connue et en coordonnant les expressions algébriques obtenues pour en former des tables de logarithmes homœopathiques, qui ne seront pas moins utiles à l'homœopathe que celles de Callet ne l'ont été au calculateur, et que l'on trouvera dans les tables annexées à ce volume. Dans ces tables nos formules sont rangées simplement d'après leur ordre alphabétique, comme les mots dans un dictionnaire. Il suffit donc de chercher selon l'ordre des lettres la place où viendrait tomber la formule de la maladie, pour connaître celle qui la reproduit en totalité ou qui lui correspond le mieux. On reconnaîtra ainsi que la formule de maladie que nous avons donnée ci-dessus se retrouve tout entière dans celle d'*Hippomane mancinella* et en partie dans celle de *Lachesis* ; c'est donc le premier médicament qui sera choisi pour le cas présent.

Nous nous contenterons de donner ce seul exemple du choix d'un médicament, non pas que nous trouvions, comme Hahnemann, fastidieux pour le maître et le disciple d'exposer les motifs de ce choix pour plusieurs cas donnés, mais parce que ce choix étant soumis à des règles précises, qui sont toutes contenues dans ce seul exemple, il serait tout à fait superflu de répéter ce qui a été bien dit une première fois.

Nous n'ajouterons qu'un seul mot, et il est décisif : c'est que depuis que notre méthode est appliquée dans notre dispensaire, le nombre des guérisons a augmenté dans une proportion merveilleuse, et que la plupart des malades qui, malgré tous les soins du médecin, se retrouvent habituellement à toutes les consultations de ces sortes d'établissements, ont presque complètement disparu du nôtre. Par suite, le nombre des nouveaux malades qui y affluent a presque doublé, et malgré cette augmentation de nouveaux clients le nombre des consultations quotidiennes est resté presque stationnaire. On voit par là que la durée des traitements individuels est deux fois plus rapide et plus sûre.

Oh ! si Hahnemann eût vécu jusqu'à ce mement, avec quel transport il eût salué cette nouvelle transformation de sa doctrine et cette extension inespérée de son art ! Il eût été transporté de joie, lui qui s'extasiait à la vue de nos machines pharmaceutiques et au premier exposé de notre théorie des doses que nous lui faisions dans son petit jardin de la rue de Milan. Cette récompense de nos travaux devait nous manquer ici-bas ; mais notre foi profonde nous fait espérer en la justice de l'avenir. Cette conviction religieuse nous a souvent raffermis contre les traits de l'envie et de la haine. Eh ! si nous sommes méconnus, calomniés, exclus par les disciples de Hahnemann, c'est une conformité glorieuse avec notre maître, qui, de son vivant, lui-même était l'objet des mêmes attaques et de la même exclusion.

Algèbre homœopathique.

Nous arrivons maintenant à la partie vraiment substantielle de notre ouvrage. Nous allons donner l'application la plus étendue de l'algèbre homœopathique qui ait été faite jusqu'à ce moment.

Cette partie contiendra d'abord un dictionnaire algèbrique destiné à montrer les ressources de la langue nouvelle et la facilité de l'assouplir à tous les cas possibles. Ensuite, on trouvera une liste des formules des médicaments réduites à leurs termes les plus élémentaires et rangées par ordre alphabétique, de manière à constituer de vraies tables de logarithmes pour la recherche des médicaments.

	ORGANES.	OMEGA ω SENSATION	PSI ψ FONCTION.	PI π INFLAMMATION	DELTA δ DOULEUR.	Lambda λ Perversion.	Phi φ Désorganisation.
I	Intellect.	Iω Sentiment.	Iψ Mémoire.	Iπ Colère.	Iδ Chagrin.	Iλ Oubli.	Iφ Stupidité.
J	S. Nerveux.	Jω Veiller.	Jψ Dormir.	Jπ Spasmes.	Jδ Névralgie.	Jλ Insomnie.	Jφ Paralysie.
V	S. Vasculaire.	Vω Chaleur.	Vψ Circuler.	Vπ Fièvre infl. Plètho.	Vδ Frisson.	Vλ Anémie. Hémorrhagie. Vλ hémorrhagie active.	Vφ Hydropisie. Anasarque.
S	S. Glandulaire.	Sω Titillation.	Sψ Sécrétion.	Sπ Adénite.	Sδ Tension.	Sλ Adénorrhée.	Sφ Suppuration.
Q	S. Périphérique.	Qω Démangeaison.	Qψ Sueur.	Qπ Eruption.	Qδ Cuisson.	Qλ Sécheresse.	Qφ Ulcères.
K	S. Osseux.	Kω Fermeté.	Kψ Rectitude.	Kπ Exostose.	Kδ Ostéite.	Kλ Ramollissement.	Kφ Carie.
H	Muscles.	Hω Craquement.	Hψ Mouvoir.	Hπ Lassitude.	Hδ Rhumastisme	Hλ Roideur.	Hφ Goutte.
T	Tête.	Tω Perception.	Tψ Direction.	Tπ Congestion.	Tδ Céphalalgie.	Tλ Vertige.	Tφ Apoplexie.
Y	Yeux.	Yω Vue.	Yψ Regard.	Yπ Opthalmie.	Yδ Photophobie.	Yλ Amaurose.	Yφ Cataracte.
O	Oreilles.	Oω Entendre.	Oψ Ecouter.	Oπ Otite.	Oδ Otalgie.	Oλ Surdité.	Oφ Otorrhée.
N	Nez.	Nω Odorat.	Nψ Flairer.	Nπ Coryza.	Nδ Eternuement.	Nλ Anosmie.	Nφ Ozène.
F	Face.	Fω Aspect.	Fψ Physionomie.	Fπ Couperose.	Fδ Tic douloureux	Fλ Face décomposée.	Fφ Mentagre.
D	Dents.	Dω Allongement.	Dψ Mastication.	Dπ Ebranlement.	Dδ Odontalgie.	Dλ Agacement.	Dφ Carie.
B	Bouche.	Bω Goût.	Bψ Goûter.	Bπ Stomatite.	Bδ Brûlure.	Bλ Insipidité.	Bφ Aphthes.
G	Gorge.	Gω Soif.	Gψ Avaler.	Gπ Angine.	Gδ Contraction.	Gλ S'étrangler.	Gφ Ulcères.
E	Estomac.	Eω Appétit.	Eψ Digestion.	Eπ Gastrite.	Eδ Gastralgie.	Eλ Renvois, naus. Vomissement.	Eφ Squirrhe.
A	Abdomen.	Aω Replétion.	Aψ Selles.	Aπ Entérite.	Aδ Coliques.	Aλ Diarrhée.	Aφ Dyssenterie.
U	Urèthre.	Uω Envie d'uriner	Uψ Uriner.	Uπ Ischurie.	Uδ Dysurie.	Uλ Strangurie.	Vφ Blennorrhée.
P	Penis.	Pω Désir.	Pψ Erection.	Pπ Satyriasis.	Pδ Priapisme.	Pλ Pollution.	Pφ Impuis. complète. Castration.
M	Matrice.	Mω Désir.	Mψ Fécondité.	Mπ Métrite.	Mδ Crampes.	Mλ Aménorrhée.	Mφ Leucorrhée.
R	Poumons. (Voies respiratoires)	Rω Légèreté.	Rψ Respirer.	Rπ Toux. Coqueluche.	Rδ Pneumonie.	Rλ Oppression.	Rφ Phtisie.
C	Cœur.	Cω Bien-être.	Cψ Battre.	Cτ Cardite.	Cδ Angoisse.	Cλ Palpiter.	Cφ Hypertrophie.
L	Trone.	Lω Vigueur.	Lψ Se redresser.	Lℓ Lombago.	Lδ Myélite.	Lλ Plier.	Lφ Carie des Vertèbr.
X	M. Thorac.	Xω Toucher.	Xψ Saisir.	Xπ Chiragre.	Xδ Arthrite.	Xλ Trembler.	Xφ Nodosité.
Z	M. Abdom.	Zω Appuyer.	Zψ Marcher.	Zπ Podagre.	Zδ Arthrite.	Zλ Boiter.	Zφ Eléphantiase.

DICTIONNAIRE
DES LOGARITHMES HOMŒOPATHIQUES

ω sensation

ψ fonction

π inflammation, irritation.

δ lésion de sensation, douleur

λ perversion de fonction

φ lésion de texture, désorganisation

♂ élancement

⩔ gonflement

⩛ diminution

< aggravation

> amélioration

∞ en totalité

‿‿ moitié, en partie

d à droite

p à gauche

ᗡ le haut

ꟼ le bas

+ avec

— sans

= comme, semblable à....

ⱳⱳ alternant avec.,..

ᴧᴧ intermittent

ⱶ avant

Ⱶ après

├─ venant de

─┤ allant à

⩶ le jour

⩵ la nuit

⨪ à midi

— à minuit

⪤ le matin ou avant midi

⪤ le soir ou avant minuit

Exemples de traductions de dix-huit logarithmes homœopathiques, propres à en faire acquérir promptement la pratique, par madame veuve Liet, élève et collaboratrice du docteur Mure en Egypte, en Italie et en France, auteur de la *Clef de la langue arabe,* du *Manuel homœopathique à l'usage des familles,* etc, membre correspondant de la société impériale et royale d'encouragement aux arts et à l'industrie de Londres et des Instituts homœopathiques du Brésil, de Bruxelles, etc.

1. — PLUMBUM

$$\pi V \lambda \quad \delta \quad \delta\lambda \quad \pi\lambda \quad \pi\lambda \quad \pi \quad \delta \quad \varphi \quad \lambda\varphi \quad \psi \quad \delta \quad \lambda \quad \varphi$$
$$\text{A} \quad \text{A} \quad \text{E} \quad \text{J} \quad \text{P} \quad \text{Y} \quad \text{K} \quad \text{Q} \quad \text{I} \quad \text{U} = \text{T} \quad \text{O} \quad \text{V}$$

Entérite, inflammation intestinale ; gonflement du ventre ; constipation. — Douleur à l'ombilic. — Gastralgie ; douleur d'estomac ; nausées, vomissements. — Spasmes, convulsions, épilepsie, catalepsie ; insomnie. — Satyriasis, appétit vénérien exalté ; priapisme, érections douloureuses. — Ophthalmie, rougeur aux yeux. — Ostéalgie, douleur des os.— Suppuration, ulcères à la peau.— Déraisonnement, oubli ; stupidité, aberration, démence. — Suppression des urines. — Céphalalgie, douleur de tête. — Surdité. — Hydropisie.

2. — ITU RESINA

$$\varphi \quad \lambda \quad \delta \quad \delta \quad \varphi$$
$$\text{A LZ Q Y B}$$

Dyssenterie. — Courbure, rachitisme, déviation de la colonne vertébrale, boitement, tremblement des jambes. — Cuisson, ardeur, brûlement à la peau. — Photophobie, aversion de la lumière. — Aphtes.

3. — AMPHISBOENA VERMICULARIS

$$\pi \quad \lambda \quad \delta\lambda \quad \overline{\overline{\lambda\omega}}$$
$$\text{A T I J}$$

Entérite, inflammation intestinale. — Vertiges. — Chagrin,

tristesse, mélancolie, déraisonnement, oubli. — Insomnie ; grande sensibilité nerveuse la nuit.

4. — PETIVERIA TETRANDRA

$$\bar{\omega}\pi\lambda\ \bar{\pi\omega}\ \delta\ \lambda\ \ \pi\ \ \ \ \lambda\ \ \pi$$
I   J   T O U LXZ   Y

Surexcitation morale, gaieté ; exaltation, colère, mauvaise humeur, déraisonnement, oubli. — Spasmes, convulsions, épilepsie, catalepsie ; sommolence, envie de dormir. — Céphalalgie, douleur de tête. — Surdité. — Ischurie et uréthrite. — Courbure, rachitisme, déviation de la colonne vertébrale ; tremblements des membres supérieurs ; boitement et tremblement des membres inférieurs. — Ophthalmie, rougeur aux yeux.

5. — PAULINIA PINNATA

$$\lambda\ \delta\psi\ \delta\ \ \delta\ \pi\ \ \ \ \delta\ \ \delta$$
J I   A M R HXZ V

Insomnie. — Chagrin, tristesse, mélancolie ; surexcitation de l'esprit, clairvoyance. — Entéralgie, coliques. — Métralgie, douleurs de la matrice. — Toux, catarrhe. — Douleurs rhumatismales aux membres thoraciques et inférieurs. — Frisson.

6. — CONVOLVULUS DUARTINUS

$$\psi\ \pi\ \psi\ \delta\lambda\ \ \ \lambda\delta\ \pi$$
J I J T LXZ Q

Rêves spasmodiques. — Déraisonnement, oubli. — Somnolence, envie de dormir le jour. — Céphalalgie, douleur de tête ; vertiges. — Courbure, rachitisme, déviation de la colonne vertébrale ; notalgie, douleur au tronc, tremblement, arthrite des membres thoraciques ou supérieurs ; boitement, tremblement, arthrite des membres abdominaux ou inférieurs. — Eruption, irritation, taches, rougeurs à la peau.

7. — SPIGGURUS MARTINI

$$\pi\ \pi\ \delta V\ \lambda\ \ \delta\ \lambda\ \ \lambda$$
J L A H U O Q

Spasmes, convulsions, épilepsie, catalepsie. — Lumbago et

nflammation de l'épine. — Entéralgie, coliques ; gonflement de l'abdomen.— Raideur, engourdissement des muscles.— Dysurie, douleur en urinant. — Surdité. — Sécheresse de la peau.

8. — ASCLEPIAS TUBEROSA

λ *∂π* *∂* *∂π* *πλ* *∂ψ* *φ* *πλ*
J T HV A U I R

Insomnie. — Céphalalgie, douleur de tête, congestion à la tête. — Rhumatismes. — Frisson, pléthore et fièvre inflammatoire. — Entérite, inflammation intestinale, diarrhée.— Dysurie, douleur en urinant ; urines rares. — Stupidité, aliénation, démence. — Toux, catarrhe ; asthme, oppression, respiration gênée.

9. — LEPIDIUM BONARIENSE

∂ λ *∂* *∂λ* λ *π* λ λ
LXZ J I T C Y Æ O

Douleur au tronc, aux membres supérieurs et intérieurs. — Insomnie. — Chagrin, tristesse, mélancolie. — Céphalalgie, douleur à la tête ; vertiges. — Palpitations. — Ophthalmie, rougeur aux yeux. — Diarrhée, nausées, vomissements. – Surdité.

10. — SEPIA OFFICINALIS

ψ *V* *∂∂λ* *π* *φ* *∂* *π* λ *∂φ*
M AGH CBQ TO J D

Règles en retard. — Gonflement du ventre. — Contraction, douleur de la gorge. — Rhumatismes. — Palpitations. — Stomatite, inflammation de la bouche. — Suppuration, ulcères à la peau. — Céphalalgie, douleur de tête. — Otite, inflammation des oreilles. — Insomnie. — Odontalgie, douleur des dents ; carie des dents.

11. — COCCULUS

ψ*∂π* *πλ* *πλ* λ *∂* λ *∂* *V* *∂*
M J I T E C A Z

Règles en retard ; métralgie, douleur dans la matrice, métrite, inflammation de la matrice. — Spasmes, convulsions, épilepsie, catalepsie ; insomnie. — Exaltation, colère, mauvaise humeur, déraisonnement, oubli. — Vertiges. — Gastralgie, douleur de l'estomac. — Palpitations. — Entéralgie, coliques. — Gonflement et arthrite aux membres inférieurs.

12. — ELFIS GUINEENSIS

πλ πδπν λ λ δ π
Q I Z E Y G R

Éruption, irritation, taches, rougeur à la peau ; sécheresse de la peau. — Exaltation, colère, mauvaise humeur ; chagrin, tristesse, mélancolie. — Podagre, enflure des membres inférieurs. — Nausées, vomissements. — Amblyopie, trouble de la vue. — Contraction, douleur de la gorge. — Toux, catarrhe.

13. — GUANO AUSTRALIS

λπ ψδν λ δπ δ
Q ZX   E L J

Sécheresse de la peau ; éruption, irritation, taches, rougeurs à la peau. — Difficulté de marcher, pesanteur, engourdissement ; arthrite, gonflement des membres inférieurs et supérieurs. — Nausées, vomissements. — Notalgie, douleur au tronc ; lumbago et inflammation de l'épine dorsale. — Douleurs névralgiques.

14. — MIMOSA HUMILIS

πφ ψλλδν ψπλ
Q ZX-J I R Z E-Y.

Éruption, irritation, rougeur à la peau ; suppuration, ulcères à la peau. — Difficulté de marcher, pesanteur, engourdissement des membres abdominaux ; difficulté de remuer les bras, pesanteur et engourdissement général. — Insomnie. — Déraisonnement, oubli. — Pneumotalgie, douleur de la poitrine. — Gonflement des membres inférieurs. — Digestion difficile et souffrance après les repas ; éructations, renvois. — Ophthalmie, rougeur aux yeux ; amblyopie, taches, trouble de la vue.

15. — DROSERA ROTUNDIFOLIA.

$$\pi \quad \omega \; \delta \; \delta \quad \delta$$
R VY N E UL

Toux, catarrhe. — Chaleurs; sensation de chaleur aux yeux. — Éternuement. — Gastralgie, douleur d'estomac. — Dysurie, douleur en urinant. — Notalgie, douleur au tronc.

16. — MURURE LEITE

$$\varphi \; \pi \; \pi \; \lambda \; \varphi \; \psi \; \tau \quad \varphi$$
U B I E J Q J ZQ

Blennorrhée, gonorrhée. — Stomatite ou inflammation dans la bouche. — Exaltation, colère, mauvaise humeur. — Nausées, vomissements. — Paralysie. — Sueur, transpiration. — Spasmes, convulsions, épilepsie, catalepsie. — Suppuration, ulcères aux membres inférieurs.

17. — CHININUM SULPHURICUM.

$$\delta \; \delta \; \nu \; \bar{\psi} \quad \psi \quad \psi \quad \delta\lambda \; \delta\lambda \; \bar{\psi} \; \varphi \; \bar{\omega}$$
V J A U P⁻ A⁻ R T M Q I

Frisson. — Névralgie, douleurs en général. — Gonflement du ventre. — Urines fréquentes. — Défaut d'érection. — Selles difficiles ou peu abondantes, ou rares. — Pneumotalgie, douleur à la poitrine; asthme, oppression, respiration gênée. — Céphalalgie, douleur de tête; vertiges. — Règles trop hâtives. — Suppuration, ulcères à la peau. — Surexcitation morale, gaieté.

18. — EUPHRASIA OFFICINALIS

$$\pi \delta \varphi \quad \delta \; \pi \; \delta \; \bar{\psi} \; \lambda$$
YQ T R H U E

Éruption, irritation, rougeur; cuisson, brûlement aux yeux; suppuration, ulcères aux yeux et spécialement aux paupières. — Céphalalgie, douleur de tête. — Toux, catarrhe. — Rhumatismes, — Urines fréquentes. — Nausées, vomissements.

Observations sur le répertoire logarithmique.

Quelques explications sont nécessaires pour la saine appréciation du répertoire logarithmique, car il est bon que nos lecteurs sachent comment nous nous y sommes pris pour ramener la matière médicale du grand Hahnemann à sa première et véritable expression, à cette physionomie qu'elle avait perdue par un arrangement tout à fait arbitraire et contre nature de ses traits. En vérité, notre tâche aurait été impossible, si heureusement nous n'avions trouvé çà et là quelques dates qui nous révélaient la succession chronologique d'un certain nombre de symptômes. Ces dates nous ont servi de point de départ et de point d'arrêt. Nous avons commencé par arranger tous les symptômes datés dans de grands tableaux synoptiques, en colonnes, dont la première contenait les organes, selon la division adoptée par Hahnemann, et les suivantes indiquaient les jours de l'apparition des symptômes de chaque organe. C'était là une pathogénésie, pauvre à la vérité, et qui ne disait pas tout ce qu'elle avait dit à son auteur, mais dont le peu de mots étaient du moins intelligibles. Dès lors, il devenait possible, quoique difficile, en s'aidant de la raison physiologique et de l'expérience, de mettre à leur place les symptômes sans date, de tirer ainsi du médicament son dernier mot, ou à peu près. Ce travail rude, et peut-être téméraire de notre part, a été bien souvent sur le point de nous décourager ; mais la persévérance qui est dans notre nature, nous a soutenu avec la conscience que nous accomplissions une tâche utile à l'humanité.

Il nous fallait sans doute, pour cela, avoir la conviction de la suprême importance de la succession chronologique des symptômes. Cette idée était tellement d'accord avec notre manière de voir, elle jetait une si vive lumière sur plusieurs doutes de notre pratique, elle nous expliquait si bien quelques déceptions dans l'usage des médicaments les mieux choisis d'après les règles ordinaires, qu'il nous aurait fallu renoncer à l'évidence pour ne pas admettre cette théorie. Ce n'est point cependant que nous méprisions les propriétés caractéristiques signalés par le grand maître ;

on verra au contraire que nous en avons tenu compte toutes les fois qu'elles nous ont paru porter un cachet de propriété bien marquée ; mais, outre que ces caractéristiques ne se trouvent pas si tranchés dans tous les médicaments, il faut avouer qu'ils tiennent, en général, une place secondaire. Nous sommes bien persuadés, par exemple, qu'un médicament conviendra de préférence à son analogue, toutes les fois qu'il aura quelque chose de bien particulier qui se rencontrera également dans les symptômes morbides, indépendamment de leur succession chronologique, ou à défaut de la connaissance de cette succession ; mais nous croyons aussi que, dans la plupart des cas, le médicament préférable est celui qui, avant tout, ressemble à la maladie par la succession chronologique de ses symptômes ; car les agents morbifiques naturels et les agents morbifiques artificiels ou les médicaments suivent toujours une certaine route, en attaquant successivement nos organes : or, l'agent naturel et l'agent artificiel qui parcourent le même chemin, se ressemblent évidemment beaucoup plus que ceux qui, suivant une marche différente, ne se rencontrent que dans quelques points. Supposez un état morbide, dans lequel des dérangements dans les facultés digestives se soient manifestés avant une céphalalgie ou d'autres souffrances, vous avez en présence deux médicaments qui vous offrent tous les symptômes de cette maladie, avec la différence que l'un d'eux les produit dans le même ordre chronologique, et l'autre, dans un ordre opposé ; toutefois, celui-ci a un de ses symptômes, la céphalalgie, par exemple, qui, par sa forme ou par les conditions dans lesquelles elle s'aggrave ou s'améliore, ressemble beaucoup plus à la céphalalgie de l'état morbide supposé que la céphalalgie produite par l'autre médicament. Eh bien, nous disons, nous, que, dans un pareil cas, le médicament capable d'enlever la maladie tout entière ce sera le premier plutôt que le second, attendu qu'il est plus homœopathique que celui-ci, s'il est vrai que des maux de tête, survenus après des maux d'estomac, constituent une maladie essentiellement différente de celle qui se composerait de maux d'estomac à la suite d'une affection cérébrale. Ce n'est pas la coexistence actuelle des symptômes de la tête et du ventre, ce n'est pas aussi leur forme qui caractérisent la maladie supposée, mais c'est l'ordre d'après lesquels ces symptômes se sont manifestés. Cet ordre n'est pas accidentel, il a sa raison d'être dans la nature même des choses ; il est une propriété, la propriété vraiment caractéristique de tout agent morbifique ou thérapeutique, et il faut bien le respecter, sous peine de faire vraiment de l'allopathie, tout en croyant agir homœopathiquement.

Mais on dira : combien de fois des symptômes ou sympathiques ou consécutifs à la maladie d'un organe ne sont-ils pas accusés par les malades comme symptômes primitifs, par la seule raison que l'organe dans lequel la maladie a débuté n'a que plus tard donné quelque signe remarquable de son affection ? Alors comment saisir le caractère de succession chronologique ? Nous conviendrons qu'il y a là une difficulté pour l'application de ce principe ; mais elle n'est pas si grande qu'on pourrait le croire ; elle est même beaucoup moindre que celle de constater quelques autres rapports de ressemblance, ceux par exemple de sensations, dont les nuances infinies sont si difficiles à exprimer par le langage. Les malades peuvent se tromper, il est vrai, mais un bon observateur ne se trompera pas, s'il sait bien interroger son malade. Il découvrira des symptômes qui n'étaient pas appréciés par ce dernier, mais qui auront bien de la valeur pour lui et qui suffiront pour arrêter son jugement, car il est impossible qu'un organe, et à plus forte raison un appareil, soit idiopathiquement affecté au point de produire des affections sympathiques ou d'irradiation dans d'autres organes, sans donner aucun signe de sa propre affection. L'observateur y dévoilera toujours l'indice d'une lésion quelconque. L'intensité des symptômes sympathiques peut induire en erreur seulement celui qui ignore que souvent les phénomènes de sympathie sont plus remarquables que ceux d'idiopathie. Cela tient à ce que dans les affections d'un organe il y a toujours un des systèmes (nerveux, sanguin, lymphatique, etc.) attaqué plus fortement que les autres, ce qui dépend aussi des tempéraments. Or, le système attaqué le plus vivement manifeste avec plus de force les symptômes de ses lésions dans l'organe où il est plus développé et où son rôle est le plus important, et cet organe se trouve quelquefois bien éloigné de celui qui est le siége de la maladie. Voilà pourquoi, par exemple, le système nerveux attaqué dans l'estomac produit des maux de tête bien des fois plus insupportables que les maux de l'estomac, d'où cependant ils dérivent ; c'est, que dans la tête, le système nerveux prédomine plus qu'ailleurs.

En observant attentivement l'histoire pathogénétique des médicaments, dont l'ordre chronologique des symptômes n'a pas été bouleversé, il est impossible de n'être pas frappé par la ressemblance qu'ils offrent avec la marche des nombreuses et multiformes maladies qui travaillent l'espèce humaine. Etudiez un médicament quelconque à longue action, vous y lirez l'épitome de toute l'histoire d'une maladie chronique qui affecte pendant des années un pauvre malade. C'est d'abord le début d'une maladie aiguë avec ces jours critiques observés par les anciens dans les maladies naturelles; ensuite ces affections lentes, consécutives, qui de temps en temps reprennent un nouvel état d'acuité sous l'influence de quelque cause extérieure. Et il n'y a pas deux médicaments qui aient une marche identique dans le développement de leurs symptômes. N'y aurait-il point une raison à cela! Et parce que nous ne la connaîtrions pas, serait-il permis de méconnaître la nécessité de ses effets ? Autant vaudrait-il négliger la marche des saisons dans l'agriculture, parce que nous ignorons la cause qui fait tourner la terre autour du soleil. Si la loi homœopathique est vraie, et si l'on ne peut guérir d'une manière prompte et durable qu'autant qu'elle s'accomplit, pourrait-on négliger impunément ce rapport de ressemblance entre les maladies naturelles et les maladies médicamenteuses, rapport qui est le plus général, le plus constant et le plus positif? Nous en avons assez dit pour montrer qu'une conviction profonde a soutenu notre persévérance dans la rédaction du travail que nous offrons au public. Ce travail se compose d'un tableau des logarithmes homœopathiques et du répertoire doublement alphabétique des logarithmes pathogénésiques Nous sommes les premiers à avouer l'imperfection de ce travail qui nous a coûté un long et pénible labeur ; mais nous espérons que quelques esprits réfléchis en sentiront la haute importance et lui donneront les perfectionnements dont il est heureusement susceptible. Cependant, tel qu'il est, il facilite beaucoup la recherche des médicaments, et il a servi à la formation de ces résumés ou formules pathogénétiques qui depuis bien des années déjà remplacent, avec beaucoup de succès, tous les répertoires connus pour les médecins et les élèves de nos instituts et des dispensaires homœopathiques du Brésil et de Paris. Ce succès nous a confirmé chaque jour davantage que cette voie est de toutes, la plus commode, la plus directe et la plus sûre.

Nous avons conservé dans la pathogénésie logarithmique l'ordre généralement adopté pour les organes. On n'aurait rien gagné à altérer cet ordre, auquel d'ailleurs on est trop habitué, vu que, dans tous les médicaments, les organes affectés par eux, dans le cours de l'expérience pure, donnent tous, dès le premier jour, quelque symptôme quoique à des heures différentes.

Nous croyons, avec les renseignements qui précèdent, avoir éclairé suffisamment le lecteur pour qu'il puisse, en s'aidant du tableau des logarithmes, s'emparer bientôt du langage de notre pathogénésie logarithmique.

Lorsqu'il sera nécessaire de se fixer sur le choix du médicament, quand il y en aura deux qui se disputeront la préférence, ce sera précisément le cas de mettre sur la balance les autres propriétés caractéristiques des médicaments. Ainsi nous finissons par où les autres commencent. Mais, encore une fois, ces propriétés, quelle que soit leur importance, ne sauraient être pour nous qu'une dernière ressource. Les homœopathes (*très rares*) qui ont fait une étude consciencieuse de la matière médicale de Hahnemann, et qui savent tirer le meilleur parti possible de ces propriétés, ne seront pas tout de suite de notre avis; mais ils ne pourraient pas nous savoir mauvais gré d'avoir ajouté à celle-là une autre propriété bien plus caractéristique, bien plus facile à saisir, et qui, dans la plupart des cas, leur rendra plus de service que les autres. Du reste, ils ne tarderont pas à se convaincre que l'homœopathie, hérissée de tant de difficultés, tant qu'elle se traînait dans l'ancienne ornière, serait restée à jamais le partage de quelques hommes spéciaux ou une mine à exploiter avec brevet; tandis que, dorénavant, sur cette route nouvelle, le temple sacré de cette bienfaitrice des hommes sera accessible à tout le monde.

Avant de laisser nos lecteurs en présence du répertoire logarithmique, résumons dogmatiquement nos convictions les plus profondes.

Un arrangement anatomique des expérimentations pures de l'école de Hahnemann a fait perdre sa physionomie naturelle, sa première et véritable expression, son caractère réel, à la matière médicale pure. Heureusement qu'on retrouve encore à bien des symptômes des dates qui décèlent la succession chronologique des phénomènes, et en révèlent le commencement, la durée, l'intermittence, l'alternance, l'arrêt ou la fin. Tous les symptômes datés ont été d'abord disposés en grands tableaux synoptiques à colonnes, dont la première contenait la distribution organique adoptée par Hahnemann, et les suivantes indiquaient les jours de l'apparition des symptômes de chaque organe. Ainsi arrangé, le médicament ne disait pas encore tout ce qu'il avait dit à ses expérimentateurs, mais enfin il faisait reconnaître la suprême importance de la succession chronologique des symptômes.

Dans tous les cas, le médicament le meilleur est celui qui ressemble le plus et le mieux à l'état du malade par la similitude de la succession chronologique de symptômes semblables. Les agents morbifiques et les agents pathogéniques ou les médicaments suivent toujours une certaine route en attaquant successivement nos organes. Il faut donc que la maladie et le médicament poursuivent le même chemin pour se ressembler.

En parcourant une pathogénie dont l'ordre chronologique des symptômes n'a pas été bouleversé, on est frappé de la ressemblance qu'elle offre avec la marche d'une maladie ou l'histoire des phénomènes pathologiques d'un être humain affecté pendant un temps indéfini, par une maladie constitutionnelle, une diathèse ou une cachexie. Prenez l'empoisonnement aigu par la belladone et vous croirez lire l'histoire de la scarlatine. C'est au point qu'un allopathe appelé sans être prévenu auprès de deux enfants empoisonnés par des baies de belladone, n'hésita pas à diagnostiquer de suite la scarlatine, et son erreur décelait une parfaite compétence, puisqu'il ne pouvait à première vue deviner le cas fortuit d'un empoisonnement. L'analogie de la scarlatine et de la belladonne se poursuit dans toute l'évolution de leurs symptômes : l'une et l'autre présentent l'anasarque et l'albuminurie consécutive. On ne saurait concevoir une plus complète similitude.

Prenez séparément tous les symptômes de la scarlatine et distribuez-les dans un arrangement anatomique : vous détruirez évidemment l'histoire de l'évolution de la maladie et l'esprit ne pourra même pas arriver à la rétablir de mémoire. Aucun pathologiste ne souffrirait qu'on démembrât, par une classification anatomique, l'exposé du cycle d'une maladie. On a donc commis une faute à jamais regrettable en ne publiant pas les journaux primitifs des expérimentateurs et en les détruisant par une dissection systématique.

Etudiez une expérimentation prolongée d'un médicament à longue action, vous y verrez toute l'histoire d'une longue maladie chronique qui affecte un malade pendant tout ou partie de sa vie. Vous y verrez des affections lentes qui reprennent de temps à autre de l'acuité, des poussées de plus en plus fortes sur certains organes, des éruptions de plus en plus étendues et tenaces, des métastases de plus en plus graves, des localisations viscérales de plus en plus profondes, et enfin la consomption et la mort.

C'est là ce que les logarithmes pathogénétiques ont l'avantage inappréciable de faire sauter aux yeux, on peut le dire.

LOGARITHMES HOMŒOPATHIQUES

CLASSÉS PAR ORDRE ALPHABÉTIQUE

pour le choix instantané du médicament.

A

NOTA. — Les médicaments sont placés sous la lettre qui commence les formules primitives.

Plumbum. Aπ𝑉λ Aδ Eδλ Jπλ Pπδ Yπ Kδ Qπ Iλφ Uφ T OλδVφ.
Colocynt. c. Aφπ Æλ Tδ Hλ HAZJδ Iπδ Vδ Uψ SVπ.
Granatum. Aλ𝑉 δ APZQω Eπλ Uπν Hπγ Cλ LXZδ Vπ.
Magn. m. Æλ Eδ𝑉 MJπ Fδ Mδπ FQω UATJδ Yπ OVψ.
Senna. Aλ Eδλ Gω Sψ.
Fragaria. Aλ Eδ Hδω Jλφ.
Angustur. Aδλ Eψδ Hδ YQλ YOψ RCδ Bδ Uλ PQω Jπ Kφ.
Magn. carb. Aδ𝑉λ Eδ PMλ URπ Iδ Tδλ Bπ Eλδ Yπ Qωπ.
Ars. citr. Aδ Eλ Tλ Iω Yλ Dδ.
Rhabarbar. Aλδπ Eλ Vω Qψ URλ'HδTλ Oδ.
Tartari ac. Aδ Hδ Fπ Dδ Vδ.
Berb. vulg. Aδ Hδ Tδ Aλ Pω Uλ Mδ Rδ.
Itu resin. Aφ LZλ Rδ Yδ Bφ.
Delphin am. Aπ Pδ LZδ.
Ran. flam. Aφ Rδ.
Pœonia. Aλ RδZδ Eδ Vπ Tδ.
Tongo. b. Aλ Tδ Bπ UIλ Mλ Rλπ.

Brucea. Aλ Tδ Hδ Qπ Eλ.
Amphisboen. Aπ Tλ Iδλ Jλω.

B

Asclepias gigantea. BSλ Vπ Jλ Hλ Aπ Eω Tπλ Mπ Uδ Vψ Iφ Qψ Rπ.
Jalappa. Aλπ Yδ Jλ.
Janipha m. Aλ Zλ𝒱 Iδ Jψ Uδ.

C

Spigelia. Cλ PJπ Jδ OJδ Yπ Hδ Rπ Pψ Uψ.
Ambra. g. Cλ Jλ Hδ Rδλ Iπ Aδ Nλ MVδ Tλ Fπ.
Kreosotum. Cδ UEλ RVπ VSπ Vδ Qπ Jπ Iδ MSπφ.
Digitalis. Cλ Vφ UVδ RVδ Bπ Iδ Jλ A𝒱 λ SVπ.

E

Muriat. ac. Eλ Aδλ Aπ Fπ BJφ Hδ Kδ Qφ Cλ Rψ Vδ Iδ.
Calcar. phos. Eδ Aλ Bλ XZHδ.
Nux vom. Eδλ Aλ𝒱 δω Hπλ Jπω Iπ Tδ Uδ MPRπλ Yπ Vδ.
Arg. nitr. Eδω AJωλ Qφ ZXKφ Bπ Yδπ Tδ.
Cascar crot. Eδ Aδψ Lω SGδ Oδ.
Anisum. St. Eω Aλ Mψ Gδ AS𝒱.
Cinnamon. Eω Aλ Mω Gδ ASν Vπ Yπ Nπ.
Tartar em. EAλ Qπ Jφ Vπδ RLδ Hδ.
Raph. sat. EAλ Qψ Rπ Iπ UTδ XZJλ.
Gentia. lut. Eλ Aδ Tλ Yπ Rλ Hδ.
Ratanh p. Eφδ Aδ ULδ Mψλ Vδ Qψ.
Ipecacuanh. EAλ Vδλ Rπλ Iλπ Cλ Uπ.
Crot. tigl. Eδλ Aδλ Yπ Pδπ MCλ Jπ Vπ Qπ.
Jatropha. Eλδ Aλ ZJδ.
Aloes. s. Eλδ Gω Tδ Aλπ Qω.
Myrist. seb. Eπ Gδπ UBω Jλ Iλ Rδ.
Gratiola off. Eπλ Iπλ Aλ Uψ Pλ Mω Vδ.
Magn. sul. Eλ Mπ Qπ Uψ Vδ Aδ Iπ Tδ Jλ Dδ Lδ.
Agnus c. Eφ Pω Mψ Sφ BQφ Hφ Iλ Aλ Rλ.

Petroleum. Eλ Qπ Tλδ TQπλ Aδφ Uπδ Mψφ Rδπ Yδ Oλ Yπ.
Taraxacum. Eδ Tδ Tω UAλ PRδ Hδ.
Bismuth. Eλδ Tλδ Rπ Jλπφ Dδ Xδ Z Kδ.
Chelidonium. Eδ Tλ XZJλ Jφ Vδ Iπ Rπ Mπ LKδ JHλ.
Therid cur. Eλ Tδ Yδ Oλ PRπ Iπλ Jλ.
Blatta am. Eδ ZXλ Jπψ.

G

Thereba. Gδλπ Tδ Oλ Iδ Yπ Nλ Mψ USδ Vω Uφ Qψ Mδ Jλ Eλ.

H

Antimo. cr. Hδ Dδ Oλ Yπλ Hδ Vδ VQπ Eλπ Aλ MVλ Rπ RQδ Qπν.
Clemat. e. Hδ Hλ Vψ Uπ Pⱴ Qπφ Tδ Yπ Oδ VSⱴ.
Aurum fulminans. Hλ Iωπ Qψ Vω Eλ Cδ Aδλ.
Daph. ind. HKδ GJδ Yλ TQⱴ Dδ Qπ.
Sabina Jun. HKδ MVλ Mψ Oδ URπ.
Asa fœtid. Hδ Kδφ VSπⱴ Qφ Rπλ Cλ.
Panacea az. HXZλ Iδ Tδλ Jψ Aδ.
Natrum nit. Hδ Oδ Bωλ EAδ Tλ.
Rhodod. c. Hδ Pⱴ Aδ Jλ Tδ Eδ Rπ Ulλ Mψ.
Lamium a. Hλ PQφ Mπ Qλ Vδ Qπ Uφ.
Ranun lut. Hδ Qπ Rδ Iπ BQλ.
Colchic. a. Hδ QVⱴ Aⱴ Oφ Aπ Uπφ.
Mang. ox. Hδ Rπ Gπ Kδ Gδ Dδ Uδ MPVδ.
Ranun scel. Hδ Rδ Yπ Oδπ Dδ Iλ Uπ Pδ Eλ.
Sanguinaria. Hδ Rδ Qφ Vδ Gδπ EAπ Dδ Tδ Yπ Pλ Uψ.
Squilla m. Hδ Rπδ Vω Iπ Uψ Qπ Eπ Aπ Sπ.
Cistus ca. Hδ Sφⱴ Dδ Qφ Oφ RGπ.
Ranun ac. Hδ Tδ Vω Qφ Rπ.
Bryonia. Hδ VJπ Vδ Tδ Rπδ Æδλ Aλ Uλ Mψ MVλ Cλ Qπ.
Arnica m. HXZδ Qφ Tπ VJπ Rπ Vπ Eδ.
Cochlearia. Hδ Yⱴ Eλ Tδ Iπλ.

I

Agar. mus. Iωπ Dδ Eλ Tλδ TQπ Fδ Rλ Hδ Bδω Aλ Qπδ YQλ.

Laurocera. Iω Hλ Tδ Yλ Vδ Gλδ Uψ Aλ Rλ.

Platina. Iδπ IYλ Jπλ Mωπδψ Cδλ Gλ Eω Pψ Aλ HTYOFXZδλ.

Mer. per. Iω Jψ Aλ Vδ Bπ Yδ Nμ Mψ Rδ Cλ Hδ.

Opium. p. Iω Jψφ Eψπλ Aπδ Tλπδ Uλ Rλ Fλδ Yλ Oλ Pλ Mδ.

Thea. c. Iπ Jψ Eψλ Tλδ.

Aurum fol. Iδπ JMπ Kπφ HδP⌐ Tπδ Yλ Bπ Nφ Aλ Uδ Mπψ Rλ Lδ.

Belladona. Iωπφ Jλ VJπ Gωπφ Qπφ Tδπ Yπφ Rδλ Vπ Eδ Aδψλ Aπ MYλ.

Elaps cor. Iπλ Jλ Oλ Yλ Rδ Pλ Gφ Eλ Aφ ZXLδλ Qπ Mδ.

Coffea cru. Iω Jπ Qπ Vπ Aπ Dδ Eδ Jδ Tδ Nπ Uψ Xλ.

Natrum carb. Iδ Jλ Qπψ Eπ Hλ Vδ Cδ Aψ Eλ Rφ Mπ Pψ GS⌐ Oλ.

Cannab. ind. Iωψ Jψπ Vπδ Tδ.

Anacard or. Iδπ Jλ Tδ Aλ Mλ Rπλ Hδ.

Solan œgrot. Iπ Jλ Tδ Jφ Aπδ Cλ Vπδ Gωδ.

Petiv. tetr. Iωπλ Jπ Tδ Oλ Jψ Uπ LXZλ Yπ.

Hyos nig. Iπφ Jψλφ TYOλ Gδω.

Ran repens. Iω Jλ Yπ.

Bufo. sa. Iλψ Jψ Yπ Qω Pδ HXZδ Aψ.

Ignat. am. Iδ Mδ Tδ Vπ Yπ Oδ Jψ Aψ Uψ Rλ HKδ.

Ginseng. Iω Qφπ AEδ Hδ Pψ Fπλ Yδ Rλ 1δ Zδ.

Euphorbium. Iψδ Qωπφ Kφ Eλδ YQπ Gπ Dδφ Rπ Tδλ UJπ Aδ Hδ Zψ.

Staphys. d. Iδπ Qπφ Kπδ SVπν Uωδ MPIPλ Pπ Rπ EHλ YQπ Oδ Tδ.

Viola odor. Iω Qψπ Tδ Yδ Oλ Rλ Aδ Uψ Pδ Mω.

Morph. acet. Iω Qψπ Vω Eδλ Tδ Rπ Gωπ Uψ Rδ Yπ Pδ.

Eugenia. Iωπ Tλπδ Bωπ Rπ Hδ Yδπ Aψ Uψ Pψ.

Hydrocià. Iωπ Tλ Cλ Jπλ Rλπ Gλδ Uψ Yδ Vδ Qπ Aλ.

Tabac. n. Iω Tδλ Eδ Uψ Jψ Cλ Rδλ Q ⌐1 ∞.

Fluoris acid. Iωπ Uψ Qπφ Mψ Vω Tδ Aλ Rδ HKδ Yω Fδ Oδ.

Sulph. acid. Iλ Vω Aφλ Gφδ Rπ Mψ Uψ Nπ Tδ Yπ.

Natrum sul. Iπδ Vδ Aδ Tδ Hδ Oδ Fδ Gδ Pπ Mψ Rδ HKδ.

Crotalus. Iπλφ Yδ Oλ Gλ Rδ Aδλ HLXZλ⌐ Qφ Vδπ Mδπ.

J

Zincum sul. Jψφ.

Oniscus. Jπλ Aλ GJδλ Oδ Eλ PIλ.

Filix mas. Jλ Aλ Hδ Vπ.

Cina. a. Jπφ Aπ Jδ Yπφδ. UTδλ Nπ.

Nux mosch. Jπλ Aλ Oδ Vδ Tλ Pψ Mψ Rπλ Cλ Qλ.

Ambra G. Jλ Cλ Hδ Rδλ Iπ Aδ Nλ MVδ Tλ Fπ.

Magn. artif. Jφ Dδ Iλ Tδ Eλ.

Coccinel. Jλ Dδ Tδ Fπ.

Cuprum carb. Jψλ EAϽ Aψ JVψ.

Cuprum ac. Jλ EAλ Jψ Uπ MEω.

Cuprum sul. Jλ Eλφ Aλφ Yδ.

Ferrum mur. Jλπ Eδ Gω Aδ Mδ Rπδ.

Moschus. Jπφ ETλ JRλ Iφ Vψ PMJψ.

Actœa. JFδλ.

Æthusa c. Jλ Fλ Aλ Uψ Qδλ Rδλ YJλ.

Aurum sul. JFδ Kδ Iπλ UPδ Mφ S𝑉.

Aristol. mil. Jω Gω Z𝑉 λ.

Tanacet vulg. Jψπ Hλ.

Veratrum. Jπλψ Hλ AEλ Vδ Iδπ Uψλ Yπ YONλ Gπλ Cδλ Rλ Fλ.

Paulinia. Jλ Iδψ Aδ Mδ Rπ HXZδ Yδ.

Lachesis. Jπλ Iω Iπ Hδ Vπ Vλ Cλπ Qλπφ Kδπφ Rδπ Gδπ Tδ Aλ Eδ Yδ MSλ.

Convolv. du. ψJφ Iλ Jψ Tδλ LXZλδ Qπ.

Camphor. Jπλ Iλπ Uψ Aδ Tπ Pψ Cλ Rλ Dδ.

Teucrium. Jψ Iπ Uψ Nφ Yδ Hδ.

Paris quad. Jλ Iωπ Vδ Tδλ Uδ Rπ Cψ Yν Nπ Fφ Mψ.

Niccolum. Jλ Iπ Yλ Oδ Gω Mλ.

Solan nig. Jπλ Iφπ Zδ Rπ.

Chamom. Jλ Jψ Aλ Eδ Y MRλ Qπ Tλ Dδ Gδ.

Artemisia. Jφ JMδπ Aδλ Q .

Augustura spuria. Jπ Hλ Cψ Tπλ Yλ Rλ Hπλ.

Spigur. mart. Jπ Lπ Aδ𝑉 Hλ Uδ Oλ Qλ.

Hura bras. JLλ Xδ Iδ Qπ Eλ Tδ Nω.

Aurum fol. JMπ Iδπ Kπφ Hδ Pπ𝑉 Tπδ Yλ Bπ Nφ Aλ Uδ Mπψ.

Oleander. Jλ Qφ Iπ Tλ Rλ Æπ ZXλ Oδφ.

Galvanismus. Jπ Q✓ Tδ Yω Dδ Eλ Uψ Mψ Rπ XZHλ.

Cuprum met. Jπλψ Rπλ AEπλ TJ πλQφ Kφ.

Indigo t. Jψ Rπ Vδ Tδ Qφ Hδ Fδ Aψ XZδψ.

Cicuta v. Jλ Sφπ TVπ Qφ Eλ Rδ MSφ UMπ.

Pinus sylv. Jλ SVπ.

Solan. lyc. Jψ Tδ Fδ Rδ Iπ.

Meph. put. Jψ Tλ Hδ Rπ Yδ Aδ Eλ Mφ Iδ Vδ.

Zingiber. Jλφ Tδ Mδ Rπ.

Castoreum. Jψ Tδ OYDδ Gω URλ MAλ Hλ.

Stramo. Jπφ Tπ Rπλ Eλ Mψπ Oλ.

Mercur v. Jφ Uλδ Pω Mψ SKπ✓ Qπφ Vπ BDδφ Æλ Rλφ.

Oleum ani. Jπ Vλδ Fδ MAψ Rλ.

Secale corn. Jλφψ Vλφ Mπ Aδλφ Qπφ Dφ Rλ Iφλ Yλ Oλ Nπ.

Valeriana. Jπ Vπωδ Mδ Tδ JAδ UJψ Eλ.

Citri acid. Jπλ Vψ Yπ Fπ Qψ.

Mercur acet. Jπ Yπ Gπ Uδ.

K

Aurum fol. Kπφ Iδπ JMπ Hδ Pπ✓ Tπδ Yλ Bπ Nφ Aλ Uδ Mπ Rλ Lδ.

Aurum mur. Kφ Tλ Nφ Qπ Rλ Cλ Bπφ Mφ Aλ Yπ.

Mezer d. Kπ VS✓ Qπφ Yπ Hδ Rπλ Lδ Pψ.

L

Lepid. bon. LXZδ Jλ Iδ Tδλ Cλ Yπ Æλ Oλ.

M

Sepia of. Mψ A✓ Gδ Hλ Cλ Bπ Qφ Tδ Oπ Jλ Dδφ.

Cocculus. Mψ Jπλ Iπλ Tλ MVπ Mδ Eδ C) Aδ Z✓ δ.

Solan ar. MSλφ Vπ Eλ Qπ Tλ Fπ Gω.

Pulsatilla. Mψδ TJδ P✓ Vδ Jλ Oδφ✓ Yπδφ YQπ AEλ Rλπ Hδ XZQπ.

P

Jacare niger. Pπλ Jπλ Cλ Æλ Oð Iλ Vπ Tπð.

Selenium. Pψλ Tð Qπ Gð Dð Eð Uπ Rπ JLλ Qψ.

Q

Urtica ur. Qπφ Aωλ Eπ.

Causticum. Qωπ AV̷ λ Jπ Rðπ YQφ Mψ Vð Bλ Dð Fπ Uð Eðλ Oðφ Cðλ.

Sulphur. Qπφ Aλ Rπ Hð Sπ Jλ Pðφ Mλ Uψ.

Anthrakokali. Qπωψ AVφ Jλ Tð Cψλ Rλ QBλ QGλ Eωλð Gω Aðλ Uψλ Pψ Mψλ.

Sapo dom. Qπφ BEλ Mψ Mλ.

Jac. carob. Qπφ Cλ HKð Jπ Iλ.

Muriat. acid. Qφ Eπ Aðλ Aπ Fπ BJφ Hð Kð Cλ Rψ Vð Ið.

Calcar. carb. Qφ Fπ Aλ Hð Rπφ Mλ Sπ Vð Pπ Nλ Gð Tλ Xπ Ið Oð Jλ.

Viola tric. QFπ Iπ Tð UCð Jψ Yð Aλ Rð LSV̷ Zλ.

Electric. Qπ Hð Jπλ Vð Rπ Cλ Uψ Oð Eλ Aλ Yψ BV̷ XZψ.

Sassapar. Qφ Hð Uφψ Aψ Tð Rλð Eλ Iπ Yλ.

Borax ven. Qπφ Hπ Vð MUBφ Dð Rðλ Aðλ Eð Yπ Tð Ið.

Cycla eur. Qωð Iðπ Jωψ Eλψ Að Hð Dð Oψ Yπ Tλ XZð.

Bovista. Qπφ Iπ Jλ Tλ Dð MRπλ.

Elœis guin. Qπλ Iπð ZπV̷ Eλ Yλ Gð Rπ.

Silicea. Qφ Jλφ Kφ Rπφ MSφ Eðλ Að AQφ Hð Dφ Fπ Pλφ Mλ Tπ Oφ LV̷ λ.

Hipp man. Qπ Jψ Rð Aðλ LXZV̷ Tð Iλ Eðψ Uψ.

China. Qλωπψ Jψλ Tðπλ Ið Vðω Eλωðψ Rπλð AðV̷ ψλ Gωλ Iλ Iπ Yπλφλ Oðλψ VNBλ Nπð Fðλ Sð Dð QBλðV̷ Bλ EðV̷ Aπ Uω VUλ PωðV̷ Mψðφ Cψ L ð HXðπ HZðπλV̷ .

Ruta gr. Qφπ Kϙð HXZð Rπ Eλ Uψ Mψ.

Natrum mur. Qπ Mπ PUEλ Aψ Tð Iπ Oλ Yλ Rπ VðV̷ NπJλ ZXð.

Corallia rub. Qπ Pφ Tð Rπ Nπ Jψ Hð.

Hep sulph. Qφ Rπ Hð Sπ Jλ Tð Pφ Uψπ Eð Aλφ.

Mercur. dul. Qπφ Rπ Nπ Oλ Vδ Bδ Dφ.

Canna ang. Qπ∨ Rφ Tδ Yψ Gλ Pω Aψδ Xδ Zδ.

Cinnabaris. Qp Tδ Aλ Pφψ Lδ.

Rhux tox. Qπ T∨ FQπ∨ Hδλ Hδ Sπ∨ Jπ∨φ TQJπ JVπ Rπ Iδω YODGπδ EAδ Uψ.

Vinca m. QTπ FQπ TQKφ.

Pediculus. Qπ Tδψ Jλ Vδ lXZφ Iω Gπ Yλ FLZ∨.

Cervus bra. Qπ Tδλ Yπ Jψ Zδψ.

Convolv. a. QV∨.

Prunus sp. QV∨ AV∨ Uλ Aλ Dδ Mψ.

Arsenicum. Q∨φ Vδ Fπ Mπ Hλ HJφ Aλ Bπ Yπδλ GδTλ Jψδ Iδ Rλδ.

Chen. gla. Qπ Vω Gω Aλ Uψδ Dδ.

Ledum pal. Qπ∨ Vδ Iπφ Hδ Tλ Rψλ Pλ Uψ Mψ Yπ Eλ.

Hellebor n. QV∨ JVπ JFπ UPIλ.

Aconitum. Qπ Vωπ Rλ Cψ Hπ Tδ Jψ Mψ Uψ Yλδ Bψ.

Samb. nig. Qψ Vωδ Rπ Lδ Uψ Mψ.

Nitrum. Qφ Vδ Rφ Tδ Aλ Eδ Fπ Nπ Iδ Jλ Oδλ Yπ Lδ Gδ Cλ.

Rhus vern. Qω Yλπ Tδ Rδ Mπ Gδ Hδ JZδ Fπ∨.

Solanum mam. Qπφ Zδ Iπ Jλ.

Guano aust. Qλπ ZXψδ∨ Eλ Lδπ Jδ.

Mimosa h. Qλπ ZXψ Jλ Iλ Rδ Z∨ Eψ Yπλ.

Taxus bac. Qπ ZXQπ Jλ Eψ Aψ Pψ Rλ Lδ V∨.

R

Mata-mata. Rδπ Cδ Eδ Qψ Yλ Gπ Uψ Jπ Tπ Aδ.

Ammo. carb. Rπλ Fπ RVλ Hπ Kδ Aπ BDπ Eλ Yπ YQπ OS∨ Vδ Gδ Oδ Mψ Tδ SV∨ Qπ.

Scorpio. Rπφ Gδ Bπ Jψπ Eδ Oλ.

Spongia. Rπ Gπφ SVπφ Pω UMJλ Tδ HX∨.

Arg. fol. Rπ Gδ Tπ Nπ ZXδ Yδ Oλ Bπ.

Bromum. Rπ Gπ UPλ Aδ Iπ Tπ Nπ Vλ.

Senega. Rπ Gδ Vδ Yδ Nλ Uψδ.

Lycopodium. Rπ Hδ Vδ Dδ Qπφ PMλ Lδ.

Caju an. õc. RJπ Qπ Jψπ Aδ Uδ Pψ Gδ Zπ.

Dulcama. Rπ Qπ Aλ RVλ Vδ QVπ Eλ∨ USπ∨ Hδ Tπ Bψ XJφ Vφ.

Lob. infl. Rπ Qπ Aπ Vω Eδ Bπ IJψ.

Ammo mur. Ṙπλ Qπ Fδπ Kδ Tλ Eλ G⟋ Vδ Oδ Oπ HJφ.
Verbascum. Rπ Vδ Iω FJδ Oλ UPλ Eλ Aδ.
Phosphorus. Rπ Vπλ Iπ MQπ Yπ UNπ⟋ Tπ Bπ Oδ Jλδ Hδ Pω.
Ammo. caust. Rλ Vδ Qλ Eλ Iω.
Millefolium. Rπ Vπλ Tδ Yπ Gω Eλ RVλ.
Lact. vir. Rπλ Vω UPω MSMψ Eδ.
Dros. rot. Rπ VYω Nδ Eδ ULδ.
Zincum. m. Rπλ Yπ Tλ Oδ Vδ Dδ Pδ Uπ Aδ Jλ.
Kali. carb. Rπφ Yπ Tδλ Vδ Hδ Oδλ BDδ Eδ Aδ UMψ Cλ.

S

Conium m. SMφ S⟋ Pψ Mλ Vπ Eλ Aδ Uλ Yπφ Oδ Qπ MPJδ Hδλ Vφ.
Solan oler. SMω⟋ SGπ Iδπ Jψ Jω.
Baryta mur. Sφ Qφ Vπ Tδ Eλ Iδ.
Baryta c. SV⟋ Bπ Eλ Aδ Aπφ Oδ Rδ RJφ Pψ Cλ Gπ⟋ IJHψ.
Iodium. SV⟋ Bπ Yπ Rπ PUMGπ Zπ⟋ HKδ.
Carbo veg. SVπ⟋ Eδλ Aλ Vδ UMδψ Rπφ Nλ VTλ Bφ Qδφ Fλ Hπ.
Carbo an. SV⟋ Eδ A⟋ Vδ URλ PMMS⟋ Qπ Bφ Eλ.
Carbo min. SV⟋ Qωψ Rπ Eδ Aλ.
Oleum jec. SV⟋ Yπ MS⟋ Hδ.

T

Macaca cipo. Tδ Aδλ Lλ Fπ Jλ Eφ Rδ.
Ranunculus glacialis. Tδ HRδ Vδω Qψ TδJλ Rλ Tπλ.
Pothos fœtid. Tδ Iλπ Nπ Bδ Gδ Uψ Jψ.
Citrus vulgaris chinensis. Tλδ Jλπ Yλ Dδφ Qψ Fπδ Fδ Hδπ Oλ Ɇλ Gω Mφ X⟋π Qπφ O⟋ Vδ Eλ Bπ.
Winit. Tδ VδJHδ Xλ Vψπ Jπ Iω Zδ Rπλ.
Evonym. eur. Tδλ Yλ Hδ Aδ Rδ Cδ Qω.

U

Petroselin. Uδ Aδ PQδ Pλ Jω Oλ.

Mercur cor. U$_\varphi$ Aλ Sν δ Kπ Q$\pi\varphi$ R$\delta\pi$ BD$\delta\varphi$ Vπ Zπ Gω.

Murure. U$_\varphi$ Bπ I Eλ Jφ Qψ Jπ ZQ$_\varphi$.

Nux jug. Uψ Eλ Aδ Tδ PMQπ.

Cubeba, Uπ Eλ PQ$\pi\lambda$ UVω Aλ.

Asparag. Uδ Gω Rδ Cλ EAλ Jψ Tλ.

Arum mac. Uψ Hψ Jφ Gδ Fπ.

Murex pur. Uψ Iλ M$\pi\lambda$ Vω Lδ Eω Jψ Rψ.

Melastom. Uπ Iλ Vω Zν.

Terebinth. Uψ Jλ Qψ Tδ Vω Qπ Eλ.

Ocymum. ULδ Aλ MSν Mν ASν P$\delta\pi$.

Cantharis. ULδ Pω Mω Jλ Tπ ZJλ Vδ Gδ Bπ Hδ.

Ammo gu. Uδ Pδ H$\delta\nu$ Jψ Vπ Eλ Zν.

Copaivæ. b. Uπ PQ$_\varphi$ Aλ UCλ Vω.

Thuia. U$\pi\lambda\varphi$ PQψ M$_\varphi$ Hδ Tδ Vδ UGδ.

Hedysar. UP$_\varphi$ UYπ Pδ.

Scrophul. Uδ RJδ FVω Tλ Jω Yδ Oλ.

Phelland. a. Uψ Rπ MT$\delta\lambda$.

Tradescant. U$_\varphi$ R$\lambda\delta$ QP$_\varphi$.

Uva urs. Uλ UVλ LUλ.

Cannab. sat. U$\delta\varphi$ Y$\pi\lambda$ AEδ Rλ Iπ EδUπ Mλ PQ$_\varphi$ Cλ.

V

Cascarilla. Vω G$\omega\delta$ Oλ Eδ A$\delta\psi$ AVλ Uψ Pδ.

Plumb. lit. V$\pi\delta$ I$\delta\lambda$ Tδ Jψ Zδ Lδ Nω.

Caladium. V$\pi\delta$ Jψ Pω Yψ Qπ.

Crocus sativ. V$\pi\varphi$ Mπ Sπ Tδ Yπ Nπ Oπ Bπ Gπ Rπ Iδ.

Meny tri. V$\pi\delta$ O$_\varphi$ Tδ UPBψ XJδ

Ferrum mag. V$\omega\delta$Q$\psi\lambda$ IJλ Aλ.

Ferrum met. V$\omega\delta$ Qψ Iω Jλ Eλ MTπ Yπ Aλ Rλ.

Phos. ac. V$\pi\delta\varphi$ Qψ Jψ Tλ Aδ Kπ Pλ Uψ Rπ.

Capsicum an. V$\pi\delta$ Tδ Rλ Eλ Aδ Yω Nπ Uπ Pψ Lδ Gπ.

Vδ (flêvre intermittente).

Hœmat c. Vδ Aδ Mλ Yλ Gδ Cλ.

Tachia gui. Vδ Yπ Rπ Tδ Eλ Aψ Bω Hλ,

Cimex l. V$\delta\omega$ Eλ UPLδ BGπ Aλ.

Picramnia. VδIδ Eλ A$\pi\lambda$ Tδ.

Chin sul. Vδ Jδ Aν UPAψ R$\delta\lambda$ T$\delta\lambda$ Mψ Q$_\varphi$ Iω.

Asar eur. V∂ Jλ Rπ Eδ Aλ Yδ Oψ Bψ.
Athamant. V∂ Jψ Tδ Eω Aλ.
Zincum ox. V∂ Jλ Iλ Eλ Aδλ Cλ Rδπ Iπ Tλ.
Kali hydrio. Vδ O∂ Eδ Iπ Nπ Rπ.
Kali chlor Vδ Pπ J∂ Eδ Cλ Iπ Nπ Rπ.
China. V∂ Qψ Eⱽ Uψ Iω PT∂ JHψ Aλ Eδ Mψ VMYONπ Rδλ.
Aranea. dia. V∂ Vλ HKδ T∂ Aλ Mλ N) Gω.

X

Alumina. Xλ Qφ A∂ Iλ Nφ Mψ Tδ.

Y

Crot. tigl. Yπ Eδλ Aδλ Yπ P∂π MCλ Jπ Vπ Qπ.
Nitri acid. Yπ Hπδ QGUPφ Fπφ Jω Tλ Bπ Rλ Iδ EAλ Oλφ SVⱽ.
Chlorum. Yπ∂φ Pω Rπλ Tλ UAλ EAφ.
Euphrasia. YQπ∂φ Tδ Rπ Hδ Uψ Eλ.

TABLE alphabétique de tous les médicaments du dictionnaire des logarithmes, indiquant les lettres qui commencent les formules primitives.

Aconitum napellus Q.	Asparagus officinalis U.
Actæa spicata J.	Athamanta oreoselinum Vᵟ.
Æthusa cynapium J.	Aurum foliatum I et J.
Agaricus muscarius I.	Aurum fulminans H.
Agnus castus E.	Aurum muriaticum K.
Aloë socotorina E.	Aurum sulphuricum J.
Alumina X.	Baryta carbonica S.
Ambra grisea G et J.	Baryta muriatica S.
Ammoniacum gummi U.	Belladonna I.
Ammonium carbonicum R.	Berberis vulgaris A.
Ammonium causticum R.	Bismuthum subnitricum E.
Ammonium muriaticum R.	Blatta americana E.
Amphisbœna vermicularis A.	Borax veneta Q.
Anacardium occidentale (Caju) R.	Bovista Q.
	Bromum R.
Anacardium orientale I.	Brucea antidysenterica A.
Angustura A.	Bryonia alba. H.
Angustura spuria J.	Bufo sahytiensis I.
Anisum stellatum E.	Caju (voir *Anacardium*).
Anthrakokali Q.	Caladium seguinum V.
Antimonium crudum H.	Calcarea carbonica Q.
Aranea diadema Vᵟ.	Calcarea phosphorica E.
Argentum metallicum R.	Camphora J.
Argentum nitricum E.	Canna angustifolia Q.
Aristolochia milhomens J.	Cannabis indica I.
Arnica montana H.	Cannabis sativa U.
Arsenicum album Q.	Cantharis U.
Arsenicum citrinum A.	Capsicum annuum V.
Artemisia vulgaris J.	Carbo animalis S.
Arum maculatum U.	Carbo mineralis (graphites) S.
Asa fœtida H.	Carbo vegetabilis S.
Asarum europeum Vᵟ.	Cascarilla V.
Asclepias gigantea B.	Castoreum sibiricum J.

Causticum Q.
Cervus brasilicus Q.
Chamomilla J.
Chelidonium majus E.
Chenopodium glaucum Q.
China Q et Vჰ.
Chininum sulphuricum Vჰ.
Chlorum Y.
Cicuta virosa J.
Cimea lectularius Vჰ.
Cina anthelmintica J.
Cinnabaris Q.
Cinnamomum E.
Cistus canadensis H.
Citricum acidum J.
Citrus vulgaris chinensis T.
Clematis erecta H.
Coccinella J.
Cocculus M.
Cochlearia armoracia H.
Coffea I.
Colchicum H.
Colocynthis A.
Conium maculatum S.
Convolvulus arvensis Q.
Convolvulus duartinus J.
Copaivæ balsamum U.
Corallium rubrum Q.
Crocus sativus V.
Crotalus cascavella E.
Crotalus horridus I.
Croton tiglium E et Y.
Cubeba U.
Cuprum aceticum J.
Cuprum carbonicum J.
Cuprum metallicum J.
Cuprum sulphuricum J.
Cyclamen europeum Q.
Daphne indica H.

Delphinus amazonicus A.
Digitalis C.
Drosera R.
Dulcamara R.
Elæis guineensis Q.
Elaps corallinus I.
Electricitas Q.
Eugeunia jambos I.
Euphorbium I.
Euphrasia Y.
Evonymus europeus T.
Ferrum magneticum V.
Ferrum metallicum V.
Ferrum muriaticum J.
Filix mas J.
Fluoris acidum I.
Fragaria vesca A.
Galvanismus J
Gentiana lutea E.
Gin-seng I.
Granatum A.
Graphites (V. Carbo mineralis).
Gratiola officinalis E.
Guano Q.
Hæmatoxylon campechianum Vჰ.
Hedysarum ildephonsianum U.
Helleborus niger Q.
Hepar sulphuris Q.
Hippomane mancinella Q.
Hura brasiliensis J.
Hydrocyani acidum I.
Hyosciamus I.
Ignatia amara I.
Indigo J.
Iodium S.
Ipeca E.
Ititu resina A.
Jacaranda caroba Q.

Jacare niger P.
Jalapa A.
Janipha manihot A.
Jatropha curcas E.
Kali carbonicum R.
Kali chloricum Vð.
Kali hydriodicum Vð.
Kreosotum C.
Lachesis J.
Lactuca virosa R.
Lamium album H.
Laurocerasus I.
Ledum palustre Q.
Lepidium bonariense L.
Lobelia inflata R.
Lycopodium clavatum R.
Macaca cipo T.
Magnes artificialis J.
Magnesia carbonica A.
Magnesia muriatica A.
Magnesia sulphurica E.
Manganum hyperoxydatum H.
Mata-mata R.
Melastoma akermanni U.
Menyanthes trifoliata V.
Mephitis putorius J
Mercurialis perennis I.
Mercurius aceticus J.
Mercurius corrosivus U.
Mercurius dulcis Q.
Mercurius vivus J.
Mezereum daphne K.
M illefolium R.
Mimosa humilis Q.
Morphium aceticum I.
Moschus J.
Murex purpurea U.
Muriatis acidum E.
Murure leite U.

Myristica sebifera E.
Natrum carbonicum I.
Natrum muriaticum Q.
Natrum nitricum H.
Natrum sulphuricum I.
Niccolum J.
Nitri acidum Y.
Nux Juglans U.
Nux moschata J.
Nux vomica E.
Ocymum canum U.
Oleander J.
Oleum animale J.
Oleum jecoris aselli S.
Oniscus asellus J.
Opium I.
Pæonia officinalis A.
Panacea azougue H.
Paris quadrifolia J.
Paullinia pinnata J.
Pediculus capitis Q.
Petiveria tetrandra I.
Petroleum E.
Petroselinum U.
Phellandium aquaticum U.
Phosphorus R.
Phosphori acidum V.
Picramnia ciliata Vð.
Pinus sylvestris J.
Platina I.
Plumbago littoralis V.
Plumbum A.
Pothos fœtida T.
Prunus spinosa Q.
Pulsatilla M.
Ranunculus acris H.
Ranunculus bulbosus H.
Ranunculus flammula A.
Ranunculus glacialis T.

Ranunculus repens I.
Ranunculus sceleratus H.
Raphanus niger E.
Rathania E.
Rhabarbarum A.
Rhododendron chrysanthum H
Rhus toxicodendron Q.
Rhus vernix Q.
Ruta graveolens Q.
Sabina H.
Sambucus nigra Q.
Sanguinaria canadensis H.
Sapo domesticus Q.
Sassaparilla Q.
Scorpio europeus R.
Srcophularia nodosa U.
Secale cornutum J.
Sedinha U.
Selenium P.
Senega R.
Senna A.
Sepia M.
Silicea Q.
Solanum arrebenta M.
Solanum lycopersicum J.
Solanum mammosum Q.
Solanum nigrum J.
Solanum oleraceum S.
Solanum tuberosum œgrotans I
Spigelia anthelmia C.
Spiggurus martini J.
Spongia marina tosta R.
Squilla maritima H.

Staphysagria I.
Stramonium J.
Sulphur Q.
Sulphuris acidum I.
Tabacum nicotiana I.
Tachia guianensis V♂.
Tanacetum vulgare J.
Taraxacum E.
Tartari acidum A.
Tartarus emeticus E.
Taxus baccata Q.
Terebinthinæ oleum U.
Teucrium marum verum J.
Thea chinensis I.
Thereba G.
Theridion curassarium E.
Thuia occidentalis U.
Tonco A.
Tradescantia diuretica U.
Urtica urens Q.
Uva ursi U.
Valeriana officinalis J.
Veratrum album J.
Verbascum thapsus R.
Vinca minor Q.
Viola odorata I.
Viola tricolor Q.
Winit T.
Zincum metallicum R.
Zincum oxydatum V♂.
Zincum sulphuricum J.
Zingiber officinale J.

NOTA. — Cette table, absolument inédite, sera très utile pour l'étude des pathogénésies, en permettant de trouver instantanément la formule du médicament dont on veut parcourir les symptômes dans l'ordre de leur évolution chronologique. Elle aura souvent aussi une utilité pratique immédiate. Quand l'état d'un malade suggèrera l'idée d'un médicament, on pourra vérifier de suite si la formule primitive de ce médicament convient au cas donné.

FIN DE L'HOMOEOPATHIE PURE.

Nota. — Le reste du volume se compose de documents, la plupart inédits et tirés des manuscrits autographes du docteur Mure. On y remarquera des médicaments nouveaux et des pièces authentiques sur les points les plus remarquables de la vie de l'auteur, notamment sur son voyage aux sources du Nil, où il fut accompagné par Mme Liet, la première française qui ait exploré les rives du fleuve Blanc.

Supplément à la Pathogénésie brésilienne.

Momordica bimontiana (nobis), Momordica luffa, vell. Luffa drastica. Mart. Cucurbitacées. Vulgo : Cabacinho do Para.

La Momordica Bimontiana nous fut apportée des forêts du Para, où elle jouit d'une certaine réputation parmi les Indiens. On la trouve principalement dans les endroits humides, un peu ombragés, et où les détritus végétaux sont abondants. C'est une plante herbacée, à tige grimpante, prismatique et velue, ainsi que les feuilles, qui sont larges, palmées, découpées en cinq lobes aigus et un peu dentés. Elle s'attache aux objets les plus voisins au moyen de vrilles exaxillaires triplées à leur extrémité. Fleurs monoïques d'un blanc jaunâtre portées sur de longs pédoncules axillaires ; les mâles ont un calice court, campanulé, à cinq divisions ; la corolle aussi a cinq lobes, étalés obscurément, triangulaires. Cinq étamines insérées sur le calice et réunies en trois faisceaux. Les fleurs femelles ont aussi leur corolle semblable à celle des fleurs mâles et présentent trois étamines rudimentaires. L'ovaire est supère et surmonté d'un style trifide. Fruit charnu, ovoïde, très légèrement anguleux, couvert de petits tubercules surmontés de pointes sétacées.

On triture le fruit entier un peu avant la maturité.

1ᵉʳ jour. 1. Froid général.

Frissons alternant avec chaleur pendant un quart d'heure.

Douleur pressive et chaleur brûlante au front.

Picotements dans la gorge.

5. Grande amertume de la bouche, se faisant sentir surtout à la langue et au palais.

Eblouissement étant debout. Chaleur à la gorge.

Crampes dans le bras gauche répondant jusqu'à l'épaule.

Sommeil plein de rêves dont on ne peut se rappeler au réveil.

10. Gonflement de la joue gauche, et douleur dans des dents cariées. Les dents cariées tombent en morceaux.

Sensation d'une étincelle de feu qui tombe sur la cuisse au-dessus du genou ; on y porte vivement la main comme pour l'éteindre.

2me jour. Rêves de morts et de serpents. Embarras de la tête le matin.

15. Illusion de l'ouïe, comme si l'on entendait des chevaux galopper derrière soi.

Il croit suivre le cours de l'eau pendant qué son cheval boit dans la rivière.

Gonflement inflammatoire de la muqueuse des fosses nasales.

La digestion est lente et difficile.

Diarrhée de couleur noirâtre.

3me jour. 20. Sommeil extrêmement léger ; on se réveille au moindre bruit. Réveil de très grand matin.

Douleur dans la région splénique, sensation de brûlure au muscle deltoïde de l'épaule gauche.

Picramnia ciliata (mart.)

Pao (PEREIRA.)

1. Hypochondrie extrême.

Pleurs fréquents, provoqués par la moindre contrariété.

Mélancolie et désir de la solitude.

Nausées peu de temps après le repas.

5. Elancements douloureux dans la région hépatique.

Sensation de brûlure sur la langue. Somnolence l'après-midi pendant plusieurs jours.

Pesanteur continuelle de la tête.

Diarrhée pendant deux jours.

10. Fièvre et agitation paraissant quotidiennement.

Blatta americana (Lam).

BLAT. Kakerlat americana (Sar). Baratta.

La Blatta americana, extrêmement commune au Brésil, où elle vit dans les habitations, est un insecte orthoptère, à corps allongé, ovale, un peu aplati, long de vingt-huit à trente-trois millimètres, d'un brun roux devenant plus pâle sous l'abdomen. Le prothorax est lisse, luisant, d'un jaune ocreux, présentant deux grandes taches brunes, se réunissant quelquefois en une seule. Chez le mâle, les élytres dépassent l'extrémité de l'abdomen de près de neuf millimètres; ceux de la femelle sont un peu plus courts. Ils présentent de longues stries longitudinales, se bifurquant près de la marge pointillée qui termine l'élytre. Les ailes sont striées et réticulées, de la longueur des élytres. Les antennes, plus longues que le reste du corps, présentent un petit point jaunâtre à leur base. Les pattes sont garnies d'épines noires et se terminent par un tarse à cinq articles.

On triture l'insecte entier et vivant s'il est possible, pendant un quart d'heure, après lequel on prend deux ou trois grains du magma obtenu avec 100 grains de sucre de lait pour faire la première dynamisation.

(1re expérience.)

1. *Premier jour*. — Douleur pressive dans les tempes.
   Engourdissement et pesanteur de la tête.
   Fourmillement dans les doigts des pieds, à sept heures du matin.
   Douleur passant du dos à l'omoplate.
5. Piqûres, comme par des aiguilles, du côté gauche du cou.
   Forte chaleur dans le canal de l'urèthre, en urinant.
   Piqûre vive, comme par une mouche, au coin de l'œil gauche, dix heures du matin.
   Sentiment de lassitude dans les jarrets.
   Couleur jaune de la face.
10. Couleur jaunâtre de la sclérotique.
    (Quand l'expérimentateur fut affecté d'un ictère pour lequel la Blatta est regardée empiriquement comme spécifique au Brésil, il éprouvait une série de symptômes reproduits par l'expérience présente; abattement général, lassitude, etc.)
    Bâillements fréquents.
    Ecoulement aqueux par le nez.
    Larmoiement des yeux.
    Gonflement passager au creux de l'estomac.
15. Somnolence, l'après-midi.
    Douleurs aiguës dans les tempes, revenant à des intervalles rapprochés, vers quatre heures du soir.

Froid et frissonnement pendant une demi-heure.

Douleur au pied droit, depuis l'extrémité des orteils jusqu'aux genoux.

Colique légère.

20. Douleur dans le dos, du côté droit.

Frissons; sensation de chaleur et légère moiteur générale.

Douleur dans le côlon transverse, dans le duodénum et le creux de l'estomac.

Douleur au petit orteil du pied gauche.

Douleur au côté droit de la poitrine.

25. Nouvelle apparition de frissons, pendant une heure.

Continuation de la douleur dans les tempes.

Couleur jaune de l'urine, de plus en plus prononcée.

Salive très salée.

Deuxième jour.— Douleur dans la tempe, avec élancements de temps en temps.

30. Sensation de lassitude dans le jarret.

Douleur dans les pieds, en différents endroits, et quelquefois sous la plante.

Paresse.

Bâillements fréquents.

Douleur aiguë dans la poitrine, après midi.

35. Crampe dans la jambe droite.

Lassitude extrême en montant les escaliers.

Douleur très forte dans la poitrine, avec manque de respiration.

Urine d'un jaune vif et très albumineuse.

L'expérience a été suspendue à la suite d'un accident.

Blatta americana.

(2ª expérience.)

1. 1ᵉʳ jour. — Chaleur dans le canal de l'urèthre en urinant, à deux heures.

Démangeaison au bout de la verge, à quatre heures.

2ᵉ jour. — La tête est lourde et embarrassée.

Démangeaison et picotement, comme par des épingles, sur l'avant-bras droit, pendant un quart d'heure, à neuf heures du matin.

5. Urine d'un jaune foncé.

Gonflement de toute la région épigastrique, le soir, à six heures.

9° jour. — Colique légère, à dix heures du matin.

Gonflement des glandes sous-maxillaires.

Sensation d'un point douloureux dans le côté gauche, en marchant, à trois heures du soir.

10. 5° jour. — Longue érection suivie de pollution, le matin au lit.

Tiraillement d'estomac, le matin, à cinq heures.

Renvois qui ont le goût des aliments.

6° jour. — En marchant, douleur dans le duodénum, à onze heures du matin.

Selles dures.

15. Lèvres sèches.

Urines très jaunes.

7° jour. — Les lèvres sont très gonflées et crevassées.

Formule de Blatta americana.

$$\mathrm{E}\!\sqrt{\ } \quad (\mathrm{ZX})\lambda \quad \mathrm{J}\pi \quad \mathrm{J}\underline{\psi} \quad \simeq$$

La pathogénie de ce médicament montre que son action se porte spécialement sur l'appareil digestif, car les symptômes des régions gastrique et abdominale dominent tous les autres. On y constate peu de symptômes moraux, mais un abattement général avec faiblesse des bras et des jambes. Il y a sensation de froid et frissons le premier jour, avec gonflement de la région épigastrique et coloration jaune de la peau. Le peu de symptômes que nous possédons sur ce médicament ne permet pas de s'étendre sur ses propriétés, mais il y en a suffisamment pour reconnaître en lui un agent utile dans certaines variétés d'ictère et dans plusieurs affections des voies urinaires.. On sait que la *Blatta officinalis* a été empiriquement employée comme diurétique par des allopathes en Allemagne et à Montpellier. -

Fragments de Pathogénésie africaine.

Winit

Expérience recueillie près du Baher el Abiad (fleuve Blanc), par

M. Vaudey, consul.

Winit, substance blanchâtre de texture fibreuse recueillie à
Lokès, par 4° 9' de latitude N., sur le fleuve Blanc. Les sauvages
Barrys en prennent une pincée contre les fièvres, le matin à
jeun. Elle paraît provenir de la racine d'un arbre *monocoty de bu*,
qu'on dit appartenir ou être voisin de l'espèce appelée *crucifera
thebaïca* (douce).

Symptômes recueillis sur une personne saine, mais qui avait
eu une légère atteinte de fièvre un jour avant. Dès le début, violente
douleur dans le front, qui peu à peu s'étend au reste de la tête.

Quelques heures plus tard, violent frisson avec claquement des
dents et fièvre générale. Abattement. Peine extrême pour soulever
les bras et saisir les objets. Somnolence avec délire. Divagation.
Urines plus abondantes que d'ordinaire.

Deuxième jour, altération des idées. Des images vives et poétiques se succèdent pendant plusieurs heures. Violente douleur dans
le genou droit d'abord, puis dans le genou gauche. Pendant tout
le cours de cette deuxième journée, la faiblesse et l'abattement
sont extrêmes. Besoin de soupirer et de s'étirer.

Légère constriction dans la trachée-artère.

Les jours suivants, bien-être. La poitrine se dégage. La respiration est plus facile. Somnolence extrême le soir.

Le froid et les frissons, qui, dès le début de l'expérience, succèdent au mal de tête, désignent ce *Winit* comme un puissant
spécifique de la fièvre intermittente, même compliquée de symptômes cérébraux.

Cette substance pourra rendre de très grands services à nos

pauvres soldats de l'armée d'Afrique, décimés dans les hôpitaux plus encore par le quinquina que par la fièvre. Le *Winit* guérira peut-être bien des fièvres chroniques aggravées par un mauvais traitement (1).

Karthoum, 4 mai 1853.

Thereba

Argile mêlée de sels de soude et de potasse, employée au Soudan comme antisyphilitique.

Expérience pure faite à Khartoum, le 20 mai 1853 et jours suivants.

Déglutition difficile, presque impossible.

Symptômes du croup. L'inflammation s'étend au larynx, au palais, à toute l'arrière-bouche et à l'œsophage. On avale difficilement quelque chose qui remonte.

Céphalalgie produisant un sentiment de surdité.

Envie de pleurer.

Clignement des yeux et mouvement dans les sourcils, sans douleur.

---

(1) Voici, telle qu'on la lit dans la *Gazette piémontaise* de l'époque, la fin tragique de l'auteur de cette expérimentation de Winit :

— On lit dans la *Gazette piémontaise* :

« C'est avec le sentiment d'une profonde douleur que nous avons à annoncer une nouvelle catastrophe, la mort tragique d'un des voyageurs les plus zélés et les plus intrépides, M. de Vaudey, savoyard. Il est mort à Guadacor, village de la tribu des Barrys, sur le fleuve Blanc. La cause en est une fatale inadvertance d'un homme de sa suite, lequel avait oublié qu'il avait chargé son fusil avec du gros plomb. En faisant le salut d'usage, il blessa quelques enfants, dont un fut tué sur le coup. A la suite de ce malheureux accident, il s'éleva une lutte acharnée entre les voyageurs et les indigènes. M. de Vaudey et une quinzaine des siens restèrent sur le terrain.

» M. de Vaudey, avant de partir pour l'Afrique, avait offert ses services gratuits aux directeurs du musée de cette capitale, demandant et obtenant des instructions pour rendre utiles à la science ses courageuses pérégrinations. Déjà une importante collection d'animaux et de plantes des hautes régions du Nil Blanc était parvenue à Turin. D'autres présents étaient attendus encore, fruit d'excursions scientifiques faites par M. de Vaudey et de celle-là même qui lui a coûté la vie. C'est une perte bien cruelle pour notre pays. »

On sent une odeur de terre. Enchifrènement.
(La conception est facilitée chez la femme.)
Envie d'uriner.
Urèthre ulcéré.
Borborygmes.
Douleur dans les ovaires.
Sueur chaude.
Blennorrhée.
Douleurs articulaires et nerveuses.
Nausées et vomissements.
Ostéite.
Paralysie de sensation.
Dyspepsie.

Choix de témoignages divers sur la valeur des formules algébriques et des médicaments brésiliens.

Caire, le 20 décembre 1856.

Mon cher docteur,

Grâce aux formules logarithmiques par lesquelles vous exprimez d'une manière aussi simple qu'ingénieuse l'action des réactions homœopathiques, la difficulté d'un médicament se trouve presque entièrement dissipée, et les gros volumes de matière médicale sont devenus inutiles pour le praticien s'ils ne le sont pas pour le théoricien, qui pourra y vérifier ces mêmes formules. Voilà un pas immense de fait, et la science homœopathique débarrassée du faux savoir de ses adeptes, est devenue aussi radieuse de clarté qu'autrefois diffuse et pleine d'empirisme. La classification que vous avez faite pour les trente-deux médicaments polychrestes, est d'une importance immense, en ce qu'elle donne à chaque remède sa véritable valeur. En effet, quelle différence énorme n'y a-t-il pas entre Pediculus et Elaps? Le premier n'attaque, pour ainsi dire, que la périphérie du corps, tandis que le second va chercher les maladies dans les plus profonds replis de l'organisation, et se prête de préférence à combattre les maladies rebelles à tout autre traitement, justement parce qu'il entre plus avant dans l'organisme.

Je ne prends ici à preuve de ce que j'avance que les sommités de la liste des polychrestes (1), parce qu'elles offrent, en raison de la place qu'elles occupent dans la série de cette classification, la plus grande différence dans leurs effets sur la force vitale de l'homme; mais il n'est point avéré qu'une différence pareille existe à un degré plus ou moins fort parmi tous les médicaments.

Agréez, cher docteur, l'expression de ma haute considération.

Baron de GOTTBERG.

Caire, 7 décembre 1856,

Mon cher docteur,

Grâce aux médicaments que vous avez apportés du Brésil, et dont vous répandez le bienfait partout où votre vie de propagande homœopathique vous mène ; grâce à la puissance de ces médicaments si soigneusement expérimentés par vous, j'ai pu guérir bon nombre de souffrances, rebelles jusqu'alors à tous les traitements ; et je viens vous remercier, au nom des malades qui ont éprouvé l'efficacité de ces remèdes, du dévouement généreux que vous montrez pour les faire connaître et apprécier de plus en plus.

Voici, en peu de mots, quelles maladies j'ai guéries avec ces médicaments.

Bufo sahytiensis. Folie à la suite d'une frayeur.

Cannabis indica. Coma, à la suite du choléra ; maux de tête. Vestiges de sciatique.

(1) Polychrestes veut dire, qui servent dans la plus grande partie des circonstances.

Crotalus cascavella. Epilepsie ; choléra avec prédominance des convulsions.

Delphinus amazonicus. Gouflement hydropique des jambes.

Elaps Corallinus. Convulsions, à la suite d'excitations morales ; surdités ; dyssenterie ; métrorrhagie. Raideur de la nuque. Bien que ce médicament agisse et guérisse rapidement les symptômes secondaires qui se développent après l'avoir pris, et qui n'ont rien de commun avec la maladie qu'on traite, ceux-ci ont paru souvent fort alarmants et m'ont forcé, dans quelques cas, de donner des antidotes. Il est fort remarquable que ces symptômes secondaires se suivent presque dans le même ordre chronologique que vous avez indiqué dans votre pathogénésie brésilienne, de sorte que je pouvais prédire aux malades un peu trop alarmés, quels seraient les symptômes dont j'attendais l'apparition, et jamais je ne m'y suis trompé ; cela allait si loin que, dans un cas de surdité traité et guéri par ce médicament, j'annonçai d'avance la sortie de boulettes noires de cérumen durci, prédiction qui ne manqua pas de faire une certaine impression lorsqu'on vit qu'elle se réalisa.

Guano australis. Goutte ; dartres ; diarrhée.

Hippomane mancinella. Diarrhée ; choléra avec prédominance de selles.

Jacaranda caroba. Gangrène au gland ; syphilis secondaire ; chancres, ulcères fistuleux ; dartres profondes. — C'est un véritable spécifique des maladies syphilitiques.

Janipha Manioth. Diarrhée chronique, accompagnée d'un gonflement des jambes fort volumineux et de douleurs à la plante des pieds tellement insupportables qu'elles empêchaient totalement la marche.

Lepidium bonariense. Cataracte ; surdité.

Ocymum Canum. Leucorrhée ; suppression de l'urine à la suite du choléra.

Pediclus capitis. Toutes sortes de maladies de peau, teigne, boutons du Nil, furoncles, ulcération de la muqueuse du nez.

Petiveria tetrandra. Douleurs violentes dans les jambes et le dos, avec démarche courbée et impossibilité de se redresser, à la suite d'un refroidissement.

Spiggurus Martini. Enorme ballonnement du ventre ; diarrhée.

Puisse le rétablissement de votre santé être la récompense de tant de guérisons, dues, au fond, à votre activité incessante pour le bonheur de l'humanité; et puissiez-vous vivre de longues années encore pour consolider ce que vous avez fait et pour animer par votre exemple bien des courages chancelants.

Je suis avec le plus grand respect,

Votre très dévoué,

Baron de GOTTBERG.

Paris, 28 juillet 1856

Mon cher collègue,

Vous ne sauriez croire combien j'ai profité des idées neuves que vous prodiguez, avec une générosité inépuisable, sur la pratique et la théorie de notre art. Séparé de vous, je me suis rabattu sur la lecture de vos ouvrages. Vous seriez alarmé si vous voyiez à quel état d'usure et de vétusté votre Pathogénésie brésilienne a été réduite entre mes mains par des lectures prolongées. Je regarde la nouvelle matière médicale que vous nous rapportez de l'Amérique du Sud, comme la plus précieuse conquête de l'humanité à notre époque. Que de douleurs j'ai soulagées avec vos médicaments lorsque je désespérais de les guérir par les moyens anciennement connus. Je ne suis point étonné des 400 guérisons merveilleuses recueillies par Mme Liet, sur 4,000 malades qu'elle a traités dans le département du Nord, par l'usage exclusif de vos nouveaux médicaments. Quant à moi, j'ai obtenu des effets vraiment prodigieux de plusieurs d'entre eux.

Elaps Corallinus a guéri entre mes mains un dartreux et deux malheureux atteints d'une paralysie du nerf auditif. Elaps me paraît le spécifique le plus précieux contre la surdité. Je joins mon témoignage à celui des médecins qui ont relaté des guérisons de ce genre dans le journal de la Société gallicane.

J'ai aussi guéri un dartreux par l'usage d'Elaps.

Jacaranda Caroba est un vrai succédané de Thuya; il a guéri des excroissances sycosiques, des dartres et affections syphilitiques.

Hura Brasiliensis a guéri des ophthalmies.

Solanum Oleraceum a guéri une angine.

Bufo Sahytiensis a de puissants effets psychiques. Par lui j'ai rendu le calme à plusieurs esprits exaltés ou ulcérés par l'injustice des hommes. Je l'emploierais avec confiance dans plusieurs espèces de démence.

Ocymum canum a guéri un catarrhe chronique de la vessie.

Pediculus a guéri plusieurs maladies de la peau. Bien sots ceux qui ont tourné en ridicule l'introduction de cet animalcule dans la thérapeutique! Il sera regardé un jour comme l'antipsorique par excellence.

Crotalus a guéri plusieurs aménorrhées et dysménorrhées.

Je regrette bien que votre grand ouvrage sur l'homœopathie absolue n'ait pas paru. Cet ouvrage aurait popularisé des idées qui ne sont connues que par vos disciples ; et l'homœopathie, à peine ébauchée par Hahnemann, serait enfin apparue au monde dans la forme scientifique et définitive qu'elle a reçue de vous.

Quel malheur si les travaux manuscrits que vous possédez venaient à périr dans un de ces voyages que vous entreprenez avec la témérité d'un simple soldat, vous qui devriez vous sauvegarder avec la prudence d'un grand général.

Je vous salue fraternellement,

V. Bernstein.

Fragments sur la pathologie et la thérapeutique

Toutes les causes de maladie sont déprimantes ou asthéniques.

Toutes les réactions naturelles et qui s'attaquent aux surfaces sont inflammatoires, c'est-à-dire qu'elles retentissent sur l'axe cérébro-spinal.

Voici la formule des effets d'un coup d'un soleil : $= V\pi\ T\pi\ Q\pi$.

Voici la formule des effets d'un froid vif : $= N\pi\lambda\ R\pi\ Q\omega$.

Mais les substances dynamisées et les chagrins pénétrant plus profondément, parfois la nature est surprise et laisse entrer l'ennemi au cœur de la place, jusqu'au trisplanchnique. Alors elle développe des symptômes asthéniques comme dans les fièvres intermittentes Jλ V♂.

La seule ressource dans ce cas-là est de transformer le symptôme asthénique en symptôme inflammatoire, savoir : V♂ + V$\bar{\omega}$ + Qψ, — mais Qψ n'est point opposé à V♂. Le mal persiste donc et recommence périodiquement.

A la longue, la réaction inflammatoire ne se fait même plus. On observe la diarrhée, un froid continu, la pâleur, l'anorexie, E⋎, la faiblesse, le marasme, l'insomnie. — Quelquefois la nature peut encore transformer des états de ce genre en maladies cutanées, mais celles-là encore sont chroniques, comme psoriasis, ulcères, cancers, carie, nécrose, pustules, etc. Si l'on supprime les poussées externes de ces efforts de la nature, on a rhumatisme, goutte, asthme, épilepsies, manies, etc.

La syphilis atteint le système ganglionaire du premier coup. La vie se retire d'une partie des tissus et le chancre les ronge. Tant qu'il subsiste, la maladie générale se tait.

S'il est supprimé intempestivement, il se retourne en dedans et produit la phthisie, l'hypertrophie du cœur, la carie des os, etc.

La nature tend alors et réussit quelquefois à établir une syphilide qui débarrasse l'organisme du virus interne partiellement, ou même en totalité, si elle est traitée homœopathiquement.

L'art est parvenu de nos jours à imiter cet effort salutaire de la nature par l'inoculation, et alors il résulte de là que la maladie ayant atteint sa forme inflammatoire, ne se reproduit plus.

Les maladies de l'enfance : rougeole, miliaire, scarlatine et variole, sont des efforts de la force médicatrice, qui s'efforce de faire passer à l'état inflammatoire tous les vices héréditaires.

L'inflammation est un mouvement centrifuge, c'est-à-dire curatif. Il représente le déploiement d'une force, qui persiste après la guérison et prévient le plus souvent les récidives.

La variole n'est pas franchement inflammatoire, son éruption n'est pas purement centrifuge ou inflammatoire, elle est pustuleuse, ulcéreuse, c'est-à-dire qu'il y a destruction de tissus par abandon de la vie. De là son danger. Mais la vaccine en atténuant ce danger en atténue aussi les bienfaits.

La vaccine ne sera un bien que si elle est complétée par un traitement prophylactique.

Mithridate et les toxicophages ont fait une sublime expérience prophylactique. Une bonne prophylaxie homœopathique sera toujours moins dangereuse que la vaccination. Il serait beau de tenter la toxicophagie méthodique des principaux éléments pathogénétiques. Si l'on prophylactisait en masse, nous aurions bientôt des races d'élite ; la vie humaine se prolongerait et la stature elle-même y gagnerait.

A propos des maladies, rappelons les opinions des médecins de l'antiquité au sujet des jours critiques. D'après Quesnay, nous dressons ce tableau :

Jours indicatifs 4ᵉ, 11ᵉ, 17ᵉ. 1ʳᵉˢ marques de la coction.	Jours confirmatifs entre deux.	Jours décisifs. 7, 14, 21.

La crise ne doit avoir lieu que les jours impairs.

Quesnay fait commencer chaque septénaire un jour de redoublement, et regarde comme nuls les jours de rémission.

Le huitième jour sera intersepténaire, et la deuxième semaine commencera le neuvième jour et finira le quinzième.

Le quinzième, au contraire, recommencera le troisième septénaire, et il y aura six septénaires en quarante jours naturels, en supposant le jour *œgrotal* de vingt-trois heures. Tel est le terme des maladies aiguës et des maladies critiques régulières.

La crise est le produit de la dernière exacerbation de la fièvre, qui incorpore la cause dans l'humeur peccante et l'expulse.

On peut regarder le corps comme composé d'un certain nombre d'organes et d'appareils. Quand la vie est attaquée par une influence étrangère, il y a réaction. Cette réaction se manifeste sous forme inflammatoire, et cette inflammation appelle au secours du point menacé les forces vives des autres organes et appareils.

De là, les épiphénomènes et la marche de la maladie, dont l'action se manifeste souvent dans les points les plus éloignés de l'organe primitivement attaqué. Ces épiphénomènes sont très variés, plusieurs fonctions sont suspendues ou augmentées, etc.

Ainsi, dans la fièvre inflammatoire simple, le sens vénérien, l'appareil locomoteur et l'estomac doivent généralement se reposer pour laisser à la disposition de la force vitale toutes ses ressources.

Pour cela, on couche le malade, et il doit manger peu ou pas du tout.

L'intelligence et le système nerveux sont au contraire surexcités. De là la vivacité des douleurs et l'insomnie.

Quelle doit être la marche curative ?

La maladie étant un mouvement curatif, il faudra l'aider et non la combattre.

Un médicament qui produira les mêmes symptômes que ceux de la maladie, facilitera l'appel de toutes les forces vives vers un point donné.

Mais pour être vraiment bienfaisant, il faudra qu'il soit donné à très petites doses. Il fournira ainsi à la nature médicatrice le moyen d'exercer ses forces.

Pour nous servir d'une comparaison, il servira à aguerrir les organes défenseurs de la santé, comme ces affaires d'avant-poste, dans lesquelles les conscrits s'habituent au feu et forment leur moral en voyant l'ennemi de près.

Dans les maladies asthéniques, beaucoup plus difficiles à guérir, la marche est identiquement la même. Au lieu d'une réaction simple, il faudra en provoquer une double en accompagnant la force vitale dans cette pénible évolution.

Ainsi les symptômes nerveux seront d'abord ramenés au type inflammatoire, dont la guérison est plus facile. Cette métamorphose ne peut s'obtenir également que par le moyen de médicaments semblables, et il y en a, en effet, qui produisent le triple état des maladies ganglionaires, dont le type est dans un accès simple de fièvre intermittente : 1° froid, — 2° chaleur, — 3° sueur ; = 1° Asthénie, — 2° hypersthénie, — 3° Crise.

Mais dans les maladies de très longue durée, comme le sont souvent les maladies asthéniques, chroniques de leur nature, — un seul médicament ne suffira pas toujours, et il faudra un traitement suivi, d'abord pour ramener l'éruption à la peau, et ensuite pour guérir cette inflammation chronique.

(Cœtera desunt.)

Lettre du comte de Lieto, ancien ministre du roi de Naples, à Mme Liet.

Madame,

Votre lettre du 8 mai a navré mon âme. — Notre ami, le docteur Mure, cette illustration bienfaisante dont tous les efforts n'avaient pour seul et unique but que le bien physique et la rédemption morale de l'humanité, a quitté cette terre hospitalière pour retourner dans le ciel, sa patrie, comme vous dites, dans ce ciel qui est le dernier refuge après les longues souffrances d'une vie méconnue par ces mêmes hommes qu'il avait couverts de bienfaits ! Je ne saurais, Madame, dans une pareille calamité, vous offrir une seule parole de confort... Ainsi je ne pourrais que vous encourager à faire face à cette irréparable perte, avec cette force, cette abnégation qui jamais ne vous firent défaut dans les plus périlleux moments de votre vie...

Peut-être je fais mal en vous parlant ainsi ; j'aiguise au lieu d'apaiser vos souffrances ; aussi je change de langage et me rends dans une sphère plus élevée où existent des *devoirs* que votre âme est trop noble pour repousser. Comme médecin, comme collaboratrice du docteur Mure, comme dépositaire de ses dernières vues, idées et volontés, vous avez des obligations envers l'humanité, que, je suis sûr, vous remplirez avec tout le dévouement que je vous connais. — Le docteur Mure était un homœopathe distingué et bienfaisant, mais il ne se bornait point à suivre les principes de Hahnemann. — Il avait excogité de nouveaux principes. — Il avait créé une science pure qui, avec le temps, aurait contraint les hommes à regarder le plus précieux des arts, non comme une source de vile spéculation, mais comme un exercice supérieur, compris seulement par ceux qui sentent dans leur âme la puissante étincelle du génie, de l'amour, de la vérité. Vous êtes appelée,

Madame, à continuer cette mission humanitaire ; vous en possédez les talents, vous en avez le feu et la foi, l'abnégation, le dévouement, tout ce qui forme la religion de l'attachement envers nos semblables. — Ce ne sera plus le docteur Mure, mais ce sera un autre lui-même, capable de continuer la diffusion de ses lumières et de sa doctrine, et à perpétuer la mémoire de l'être qui avait été payé d'ingratitude par ces mêmes hommes dont il améliorait le sort.

Permettez-moi, Madame, de changer de sujet...

Avant de conclure cette lettre, je désire, Madame, vous dire que j'ai été sensiblement pénétré de ces délicats et aimables soins dont vous avez environné les longues souffrances de celui qui était votre maître, votre collaborateur et votre ami. La gratitude qu'il vous a exprimée est, j'en suis convaincu, un volume de précieux souvenirs au fond de votre cœur. — Tant que les âmes conserveront la mémoire de ce court phénomène qui s'appelle la vie terrestre, celle de notre ami se rappellera vos bontés pour lui. — Il vous est dû aussi la gratitude de ses parents et de ses nombreux amis et administrateurs. — Parmi ces derniers, accordez une place dans vos souvenirs à votre dévoué et affectueux serviteur et ami.

Comte DE LIÈTO.

On lit dans la *Chronique de Jersey* (île anglaise), 15 janvier 1876 :

« Au moment où l'attention du monde entier et des grandes puissances de l'Europe est fixée sur l'Afrique centrale, il ne sera peut-être pas sans intérêt pour nos lecteurs de lire un document entièrement inédit, qui fut présenté au Gouvernement français, en 1850, par le célèbre docteur Mure. C'est l'itinéraire d'un pèlerin maure, qui traversa de part en part toute l'Afrique, depuis le Sénégal jusqu'à Khartoum. Ce document fut écrit sous sa dictée par le docteur Mure, et nous le devons à l'obligeance de Mme Liet, sa compagne dans son voyage d'exploration. Mme Liet est venue se fixer à Jersey, après une propagande sans trève de plus de vingt-cinq années. »

L'homœopathie en Egypte et au Soudan

Le Caire, — 1853.

A M. Lemaire, membre de l'Institut et du Corps législatif.

Monsieur, j'ai eu l'honneur, le 18 février de l'année passée, de vous adresser une lettre où je vous entretenais de mon voyage d'exploration du Nil supérieur et des dangers que m'avait fait courir mon zèle scientifique.

M. Ferdinand de Saint-Léger, porteur de ma missive, me dit que vous avez accueilli favorablement ma correspondance et que même vous deviez faire une démarche personnelle auprès du ministre à ce sujet ; mais depuis lors je n'ai plus eu des nouvelles de mon correspondant, et ne sais en quel état mes demandes sont restées. Je mets aujourd'hui à profit le voyage de Mme Liet, votre nièce, qui retourne en France, pour vous occuper de nouveau d'un sujet qui a paru vous intéresser.

Mme Liet est la première Française qui soit parvenue aux rives du fleuve Blanc. C'est grâce à son courage et à son énergie que j'ai dû revenir de ces contrées barbares où des dangers de mille espèces attendent les voyageurs.

Elle vous remettra un document d'une grande importance au point de vue de la géographie ; c'est une lettre d'un pèlerin maure que j'ai rencontré sur les bords du Nil Blanc pour aller à la Mecque, et qui a traversé de part en part le continent africain, depuis le Sénégal jusqu'en Egypte ; quand je lui ai parlé, il retournait dans sa patrie après neuf ans d'absence, et n'emmenait que 14 de ses 80 compagnons de voyage qu'il comptait en partant.

La lettre qu'il m'a remise, en 1852, est adressée à sa famille, dans le haut Sénégal, où il ne sera de retour que dans trois ou quatre ans ; ce sera une surprise pour ses parents qui le croient sans doute mort, et un moyen de frapper l'imagination de sa tribu au profit de nos établissements de Sénégalie.

Mais le résultat le plus précieux de mon entrevue avec le pèlerin Mohamed Sanoussi a été le *relevé complet de son itinéraire*, dont je vous envoie un résumé. Il résulte de sa narration, pleine de sincérité et de bonne foi, que le fleuve Misslad, qui verse dans le Nil Blanc un volume d'eau supérieur à cette branche du Nil, découle du lac Fitri, et que le lac Fitri est lui-même alimenté par un fleuve du nom de Beniswel, qui dérive du lac Tchad. Cela étant, il en résulte que la source du fleuve devant être cherchée en remontant son principal affluent, les sources du Nil ne sont ni celles du fleuve Bleu, en Abyssinie, ni celles du fleuve Blanc dans les monts Combirat, mais qu'elles sont celles des principaux cours d'eau qui alimentent le lac Tchad. Or, comme les excursions de nos officiers français au Sénégal ont déjà atteint les affluents de Djioliba, le moment est proche où ils pourront arriver au lac Tchad et déterminer quel est celui de ses affluents qui mérite de porter véritablement le nom du Père du Nil.

Quant à moi, tout en regrettant que l'attentat dont j'ai été la victime ne m'ait pas permis d'arriver le premier, de ma personne, vers le but de tant de désirs, je suis satisfait de l'avoir indiqué d'une manière exacte, ce qui, joint à des travaux sur l'histoire de l'Egypte ancienne, me paie amplement des peines de mon voyage. J'ai pensé vous être agréable, Monsieur, en faisant passer par vos mains des documents qui apportent la solution du plus grand problème de la géographie, du problème qui depuis trois mille ans tient l'humanité en suspens. Mme Liet, votre nièce, ayant pris part à cette conquête de la science, j'espère que vous n'y serez pas indifférent.

Résumé de l'itinéraire du pèlerin Mohamed Sanoussi, depuis le Sénégal jusqu'à la Mecque, écrit sous sa dictée, à Karthoum, en présence de M. Vausley, consul sarde, dans le Soudan.

Parti de Bakel, dans le haut Sénégal, l'an de l'hégire 1245, le hadji Mahomed Sanoussi se sépara de sa famille et de ses amis, Beni Hassan et Beni Hissa, après les fêtes du Ramazan, se dirigeant vers l'ouest et suivant les indications de quelques pèlerins qui avaient avant lui entrepris ce voyage si pénible et si long.

Il mit cinq ans pour arriver à Kharthoum, et perdit en route plus de la moitié de ses compagnons qui le suivaient au départ, mais plutôt par des maladies ou des accidents que par des attaques armées. Les pays traversés par lui sont, les uns en totalité, les autres en partie, peuplés de mahométans, auxquels la langue et l'écriture arabe sont familières.

Voici les noms des principaux pays traversés par lui : Ghalan, Gharé, Karté, Malli, Sego-Marina, Koné, Gutto, Gune, Sandi, Bagoma, Mangou, Guima, Sokkoto, Djiadjio, Kasina, Kanou, Baosi, Adamana des Fellatas, où il traversa deux grandes rivières successivement ; Bornou, où il trouva un prince riche et puissant qui pria le hadji de lui enseigner l'art de construire des barques pour naviguer sur les rivières qui traversent ses États, et lui offrit 500 esclaves s'il voulait lui ramener d'Egypte des ouvriers capables de lui fournir une marine fluviale ; — Mandara, Lagousi où il rencontra la grande rivière qui sort du lac Tchad et porte le nom de Beniswel. Là il ordonna à ses hommes de construire un vaste radeau, sur lequel ils redescendirent la rivière, emportés par le courant, s'arrêtant chaque soir et mettant leurs bagages à terre. Enfin, ils arrivèrent à Bagharne, où le Beniswel tombe dans le lac Fitri. Là, ils abandonnèrent leur radeau pour côtoyer le lac, et trouvèrent bientôt, sur le fleuve Ghazel, des barques grossières et semblables à celles des nègres Cheboüks, dont les tribus s'étendent dans cette direction. Le Bahr el Gazal n'est autre que le Misslad qui tombe dans le Nil Blanc ; ou, pour mieux dire, c'est le véritable Nil, dont le Nil Blanc, le Sanhar et le Nil Bleu ne sont que des affluents secondaires. Mais quittant bientôt les voies navigables, le hadji Sanoussi se dirigea vers le nord-est, et, après avoir traversé Modogo, Torgon, Waday, arriva au Darfour, d'où enfin il gagna l'Obéit et Karthoum.

Après quelques mois de repos, les pèlerins descendirent enfin en Egypte, et de là se joignirent à la grande caravane qui les conduisit jusqu'à la Mecque, but de leur voyage. Ils séjournèrent un an dans cette ville sainte, puis ils se rendirent en Syrie et passèrent encore un an à Jérusalem, ville sacrée aussi pour les Mahométans.

Enfin ils reprirent le chemin de l'Egypte et du Soudan, où je rencontrai Sanoussi la 9ᵉ année de son voyage, suivi de 14 personnes seulement, avec lesquelles il espérait revoir sa patrie, après un nouveau voyage de trois ans.

Il est à désirer que ces renseignements succincts ne soient pas perdus, et que les lettres du pèlerin maure, le devançant dans son pays, lui prouvent la grandeur et la puissance française ainsi que la valeur de notre parole. Mohamed Sanoussi n'est point un homme ordinaire, et le léger service qu'on lui rendra en cette occasion ne serait pas perdu pour l'extension de nos comptoirs dans le Sénégal.

Docteur B. Mure.

Le Caire, 15 novembre 1853.

A Monsieur Lemaire, membre de l'Institut et du Corps législatif.

Monsieur,

J'ai appris par M. Ferdinand de Saint-Léger que vous aviez bien voulu vous occuper des projets de colonisation pour l'Afrique centrale que j'avais adressés au gouvernement français et que vous aviez promis de les appuyer.

Depuis lors, ne recevant pas de réponse du monde officiel et n'ayant pas obtenu satisfaction de la tentative d'assassinat dont j'ai été victime dans le couvent des missionnaires de Karthoum, tentative que j'ai déférée au consulat général de France, en conséquence, j'ai regagné le Caire, où, relativement, j'ai retrouvé du repos et de la sécurité.

Je passerai une partie de l'hiver à établir en Egypte l'homœopathie, tâche à laquelle ont échoué plusieurs disciples de Hahnemann avant moi, mais qui, jusqu'à présent, ne m'offre pas de difficultés insurmontables. En cela, comme dans le reste de mon pénible voyage, je suis vaillamment aidé, Monsieur, par Mme Liét, votre nièce, qui, malgré un abandon presque général et des trahisons sans nombre, est restée fidèle à ma fortune chancelante et m'a soutenu quand tout semblait conspirer contre moi. Si je suis revenu de si loin, c'est à son courage et à son énergie que je le dois. Dans plusieurs circonstances, elle m'a sauvé la vie.

A Méroé, atteint d'une fièvre inflammatoire et gisant sur mon lit de douleur, j'apprends que nos équipages avaient été insultés et que les Chaggas armés accouraient de toutes parts pour soutenir le Kachef, qui nous avait outragés. Il n'y avait pas un instant à perdre. Je n'étais entouré que d'hommes douteux ou supects. Mᵐᵉ Liet se met à la tête de quarante marins que nous armons à la hâte. Elle traverse le fleuve et, à leur tête, elle va enlever le Kachef dans son château et me le ramène prêt à me donner toutes les réparations nécessaires et à faire amende honorable au drapeau tricolore.

A Karthoum, quand je fus rapporté évanoui de la mission autrichienne, elle me prodigua les premiers soins et obtint des autorités turques et consulaires, sinon justice, au moins une espèce de garantie sans laquelle tous les intérêts ligués pour me perdre n'eussent pas hésité à renouveler une attaque contre ma vie.

Dans le désert de Bayouda, après un orage tropical, nos chameliers qui nous avaient stupidement installés dans le lit d'un torrent, refusaient d'enlever notre matériel et nos bagages. J'étais remonté pour reconnaître le cours des eaux et, par un coup de fusil convenu d'avance, je donnai le signal d'un danger imminent. Mᵐᵉ Liet se jette comme une lionne sur les chameliers à moitié endormis; elle frappe au visage le plus insolent de tous et, le pistolet à la gorge, le force à déménager nos caisses, avec ses camarades.

Les chameliers, ces rois du désert, tremblent devant cette volonté énergique, et, en peu de temps, nos effets sont en partie sauvés de la fureur du torrent, qui arrive comme un cheval échappé et nous emporte quelques paniers et des outres. Sans cette résolution rapide, nous restions sans vivres et sans ressources pour gagner l'Egypte; nous étions perdus.

Un jour, Monsieur, vous entendrez d'elle toutes ces histoires et bien d'autres, dont je ferais sans peine un volume, et vous plaindrez les héros de ces pénibles aventures. Du reste, sans recourir aux faits exceptionnels, Mᵐᵉ Liet me rend des services plus constants par l'emploi de son admirable sagacité médicale. Tous les médecins du Caire sont émerveillés de l'infaillibilité de ses pronostics. Jamais les résultats annoncés par elle ne sont démentis.

C'est grâce à son concours que nous avons répandu l'homœopathie dans le Soudan et le Dongolah. Des tribus entières venaient à nous (et s'adressaient à elle de préférence) pour nous demander ces remèdes miraculeux qui, selon leur expression, guérissaient les hommes et les animaux, afin de combattre les épidémies et les épizooties.

Elle est appelée dans les harems des beys et des pachas, où les européennes sont si difficilement admises, et nous agissons ainsi doublement pour la première fois sur la société arabe que nous transformons peu à peu.

Peut être la France, après toutes les autres contrées du monde, se décidera-t-elle à profiter aussi des bienfaits de l'homœopathie et à doubler la vie moyenne de ses habitants. Mme Liet aurait, certes, une belle et grande part dans ce mouvement inévitable, surtout si mon heureuse étoile m'appelle à y présider et me fournit le moyen de m'acquitter envers elle. C'est à préparer cette révolution scientifique en France que je m'occuperai dès le printemps prochain si, comme je le crains, le gouvernement français n'accepte pas mes plans pour la prise de possession des plateaux africains.

M. Didier, écrivain, qui a la bonté de se charger de cette lettre, est assez connu par ses travaux pour qu'il soit inutile de vous le recommander autrement.

Il aura la bonté de me transmettre en quelques mots le résultat de vos démarches, et je me règlerai en conséquence.

Agréez, en attendant, mes sincères remerciements et l'assurance de ma respectueuse considération.

Docteur B. Mure.

Voici un extrait du journal l'*Homœopathie belge*, rédigé par une Société de médecins, du 1er mars 1859, et reproduit par la *Chronique de Jersey* du 7 août 1875.

Une lettre, datée du Caire, le 25 décembre 1858, nous apprend qu'on commence à s'apercevoir que le docteur Mure a passé en Egypte, qu'il y a laissé avec sa vie le germe d'une science nouvelle appelée à opérer une révolution dans l'art de guérir.

Déjà aujourd'hui, c'est-à-dire quelques mois à peine depuis la mort de Mure, une foule nombreuse formée de toutes les classes de la société, grand nombre de marchands de toutes les nations, des financiers, des employés de la haute administration et même des ministres du vice-roi d'Egypte (Arthim Bey et Stephen Bey) se font traiter par l'homœopathie. — La possession de la langue arabe, dont elle a donné la clef, lui a ouvert l'entrée des harems des pachas et des beys.

Quelques cures remarquables ont appelé l'attention publique sur la pratique de l'homœopathie. — Outre la guérison d'un marchand de Nice, sur le point de se suicider, parce qu'il ne pouvait se guérir d'une maladie invétérée qui commençait à couvrir son visage de dartres honteuses, maladie dont il souffrait depuis plus de douze ans ; celle d'un autre commerçant, accablé depuis dix-huit mois d'une dyssenterie qui ne lui laissait plus d'espoir de guérison d'après l'ancienne médecine ; ensuite des paralysies, la lèpre et des fièvres du Soudan, des ophthalmies sans nombre, le typhus, le choléra, la petite vérole noire, la scarlatine et en général toutes les maladies épidémiques.

Ce qui a produit la plus favorable impression, c'est qu'elle a eu l'extrême bonheur de ne pas perdre un seul malade. Enfin, elle a guéri d'une dépression de l'épine d'orsale une petite fille rachitique, âgée de douze ans, et qui, par suite de cette dépression, ne paraissait guère en avoir que quatre. — Elle avait été abandonnée par les médecins d'Europe, d'Alexandrie et du Caire (car elle est d'une famille opulente) ; aujourd'hui elle est devenue une jeune et jolie enfant, forte, grande et ne se ressentant aucunement de l'affreuse maladie dont l'homœopathie l'a délivrée.

Et cependant toutes ces cures, ces travaux sont dus à un seul homœopathe, à une femme.

Depuis la mort tant regrettée du docteur Mure, Mme Liet, sa compagne dans l'apostolat que s'était imposé ce grand homme qui répandit l'homœopathie dans les trois parties du monde, en Europe, en Afrique et en Amérique, Mme Liet est restée seule au Caire pour continuer l'œuvre commencée par le docteur Mure. — Du reste, l'homœopathie est coutumière de ces dévouements et de ces merveilles.

Il faut ajouter que si les écoles fondées par le docteur Mure ont eu autant de succès, c'est qu'il a su les pénétrer de la bonne doctrine et des vraies traditions du grand maître, dont il a été un des disciples les plus zélés ; l'homœopathie pratiquée par le docteur Mure, et après lui à Palerme, au Brésil, au Caire, etc., est l'homœopathie pure.

Ce qui explique les succès obtenus par Mme Liet, il faut aussi le dire, c'est qu'elle possède toute la pharmacie de son illustre maître, notamment les remèdes brésiliens et égyptiens inconnus en Europe, qui ont une vertu miraculeuse.

Mme Liet quitta l'Egypte en 1860 pour venir en France veiller à la publication de son ouvrage intitulé : *l'Homœopathie à l'usage des familles* ; elle fut accompagnée par les regrets unanimes de sa nombreuse clientèle et de la population. Pour en donner une idée, nous ne pouvons mieux faire que de citer *in extenso* la lettre que lui a adressée le docteur Biron, médecin au service de S. A. le vice-roi d'Egypte :

Caire, le 18 mai 1860.

« Madame,

» Vous voilà donc sur le point de quitter cette belle Egypte ; vous partez, mais votre nom sera toujours gravé sur ses immortelles pyramides. Le souvenir de vos bonnes œuvres retentira toujours depuis l'embouchure du Nil jusqu'à sa source. L'Egyptien, le Nubien et le Nègre ne cesseront de vous bénir pour vos soins généreux apportés à leurs maux. Par une exception rare à votre sexe, l'amour de la science vous a fait tout abandonner : parents, amis, société mondaine, pour aller au sein de la retraite vous initier aux mystères de l'homœopathie.

» Jusqu'au centre des déserts de la Nubie, vous n'avez point hésité à suivre l'apôtre de la médecine, le célèbre docteur Mure ; compagne fidèle de ce héros, vous avez atteint les colonnes d'Hercule, jusqu'au 4ᵉ degré ; vous avez poussé votre course jusqu'au sein de ces peuplades barbares où la cupidité des marchands va échanger pour de l'ivoire quelques poignées de verroteries. Cet insatiable désir des richesses seul est capable de déterminer l'homme à un aussi long et périlleux voyage. Vous, Madame, quel motif a pu vous engager dans cette route inextricable de dangers ? Seul l'amour du bien et le désir de la science. Confiée à un frêle esquif, comme la femme qui a foi en sa sainte mission, vous avez parcouru ces longues sinuosités du Nil, en faisant halte non pour vous reposer, mais pour rappeler à la vie tant de malheureux succombant à leurs souffrances. Arrivée aux confins de l'Egypte, sans pâlir à l'aspect du danger qui fait reculer sur leurs pas tant d'intrépides voyageurs, vous n'avez point hésité à franchir ces redoutables cataractes, où la mort s'agitant dans ces gouffres tourbillonnants semble murmurer de rage pour engloutir sa victime ; vous bravez la mort, vous jouez sur le champ de bataille ; dans l'ivresse de votre âme, tout entière au désir de soulager vos semblables, vous êtes sourde aux fureurs de la nature, vous voulez mourir ou triompher ; quel guerrier ne serait pas jaloux de vos palmes ? Arrivée à Karthoum, c'est là que j'ai eu l'honneur de pouvoir apprécier votre mérite et de rendre mes hommages à notre savant confrère, dont je méditais depuis quinze ans les immortels travaux sur la médecine homœopathique. Il n'est pas étonnant que ce grand homme vous ait électrisée pour la science et vous ait enchaînée à son char de triomphe ; moi, comme tant d'autres, j'étais saisi d'admiration, de respect et de vénération pour le digne successeur de Hahnemann, pour celui qui s'est sacrifié au perfectionnement de ses œuvres. Noble compagne du docteur Mure, infatigable collaboratrice de ses chefs-d'œuvre, après avoir suivi votre maître jusqu'aux sources du Nil, puis dans l'Europe civilisée, vous êtes revenue en Egypte ; mais cette fois un fatal événement devait ébranler votre courage : il vous reste, comme nous tous, à pleurer la perte de celui qui a porté dans les quatre parties du monde les bienfaits de l'homœopathie. Justement jalouse de la tombe qui le possède, que d'efforts n'avez-vous pas faits pour lui disputer ces précieuses reliques, pour les arracher de cette terre à demi-barbare, afin de lui donner sa place dans le Panthéon, où reposent les dieux de la science et de l'immortalité ; d'immenses sacrifices n'étaient point ce qui vous arrêtait, puisque de son vivant vous avez épuisé votre fortune pour soutenir les nombreux établissements de bienfaisance créés en l'honneur de l'homœopathie par son intrépide propagateur. Que n'auriez-vous sacrifié encore pour emporter ces précieuses cendres en Europe ?

» Mais vous n'avez plus à lutter contre les éléments de la nature, mais bien contre la méchanceté des hommes.

» Vous vous êtes attiré leur haine jalouse, parce que vous savez guérir et que vous guérissez beaucoup par une méthode opposée à la leur.

» A l'exemple des fervents défenseurs de la vérité, vous avez essuyé leurs attaques ; mais aussi, sans vous laisser ébranler par leurs sarcasmes, vous avez poursuivi la noble mission de faire le bien.

» Leurs efforts pour pallier votre mérite sont autant de fleurons ajoutés à votre couronne. Ayant honte de s'avouer vaincus par une femme, ils la déchirent, parce qu'ils se voient forcés de reconnaître ses prodiges, tandis qu'au fond de l'âme ils ne peuvent lui refuser leur part d'estime générale dont elle jouit. Aussi, sans vous déconcerter, vous, Madame, femme toute seule, sans autre appui que votre conscience, sans autre défense que les milliers de voix de ceux qui vous rendent grâce de vos soins gratuits, vous avez poursuivi la glorieuse tâche imposée à votre cœur voué au soulagement de l'humanité. Les bruits de vos guérisons vous ont gagné tout ce qu'il y a de noble et d'intelligent au Caire. Parmi les personnes de votre sexe, vous avez initié des élèves aux mystères de la science. Aujourd'hui, cette noble clientèle, ces adeptes, cette classe souffrante : tout voudrait vous enchaîner, vous retenir auprès d'eux, et vous, cruelle, avez décidé de partir.

» Puisque vous avez rempli votre sainte mision, Madame, partez donc, mais revenez : tous, ainsi que moi, nous vous prions de tenir votre promesse.

» Après avoir vaincu si dignement dans le monde sauvage, allez dans le monde civilisé goûter la gloire des lauriers cueillis avec tant de fatigues dans toutes les parties de l'Afrique ; que l'Europe soit jalouse de vous honorer autant que l'Egypte aujourd'hui est triste de vous perdre.

» Agréez, Madame, l'assurance de la plus profonde considération.

« Docteur Biron,

» Médecin au service de S. A. le vice-roi d'Egypte. »

Du reste, Mme Liet a fait ses preuves en Europe. — On la connaît en France ; les populations du département du Nord n'ont pas oublié que plus de 4.000 personnes lui ont dû la vie, dont 400 étaient complètement abandonnées des médecins.

La Société de bienfaisance des Incas, de Valenciennes, lui a donné, au nom de tous les Incas, « un diplôme destiné à constater les services rendus à la Société, et à perpétuer le souvenir des actes de bienfaisance et d'humanité accomplis dans le noble exercice de sa profession (*sic*). »

Nous savons que les apôtres de l'homœopathie ont mis résolument l'intérêt de l'humanité au-dessus non seulement de leurs intérêts pécuniers, mais encore de leur repos, de leur vie même ; ils courent où il y a un danger à braver, une épidémie à combattre, à plus forte raison quand il s'agit de toute une population à sauver.

En effet, en 1854, lors de l'invasion du choléra à Gênes, on a pu voir à l'œuvre le docteur Mure et sa courageuse collaboratrice, Mme Liet ; plus de 20,000 personnes ont été préservée par eux du terrible fléau. Cela leur a coûté onze jours et onze nuits de fatigues et 500 francs par jour ; mais ils ont triomphé, car il a été constaté officiellement que, par l'homœopathie, on sauvait quatre-vingt-quinze pour cent des personnes atteintes du choléra, et que celles qui avaient pris des *préservatifs* en étaient exemptes.

ÉLÉGIE SUR LA MORT DE DON ANGELO VINCO (1)

débitée dans le couvent des missionnaires, le 7 avril 1853, à Karthoum

Don Angelo Vinco, cœur sans crainte, bras fort,
Soldat du Dieu vivant, pour nous tu n'es pas mort !

L'Afrique est le pays des sphynx, — elle dévore
Comme eux les devineurs. — Du couchant à l'aurore,

(1) Don Angelo Vinco fut un zélé missionnaire qui était chéri par les Barrys, dont il avait heureusement commencé la conversion, et qui le regrettèrent amèrement quand il mourut au milieu d'eux d'une maladie contractée au milieu des fatigues de sa vie apostolique.

D'un rempart de déserts, elle voile son front,
Et punit tout regard comme un mortel affront.
Ni passé, ni présent ! une ombre condensée,
Sur ses traits de métal refoule la pensée ;
Mais ne nous trompons pas à ces sombres abords :
Tout sourit au dedans si tout pleure au dehors.
Des flots intérieurs telle est l'exubérance,
Que malgré les déserts en flamme et la distance,
Jusqu'au Delta lointain, le Nil parmi les fleurs,
Déverse le tribut de ses flots producteurs.
L'ère des Pharaons vécut de cette aumône.
L'humanité tombant sur ce globe, humble trône,
De ses vagissements le remplit au début.
Ton onde, ô roi des eaux, fut le lait qu'elle but
D'abord, — et maintenant au milieu de sa course,
Elle revient encor te demander ta source.
Telle est la loi, qui veut, du principe à la fin,
Ramener chaque soir l'énigme du matin.
L'heure est venue où Dieu veut déchirer tout voile,
Notre globe aujourd'hui n'est pas même une étoile
De huitième grandeur, et l'homme trop petit
Pour ennoblir son sort, doit hausser son esprit.
Tombez donc pour toujours, barrières longtemps closes,
Qu'opposent à son cours les êtres et les choses ;
Et si dans ce combat pour le monde à venir,
Doit succomber encor plus d'un noble martyr,
Ah ! ne le plaignons pas ! une cause si belle,
Mérite que l'on vive et succombe pour elle.

Don Angelo Vinco, cœur sans crainte, bras fort,
Soldat du Dieu vivant, pour nous tu n'es pas mort !

Homme hier, aujourd'hui grandi jusqu'à l'archange,
Tu revis dans les rangs de la sainte phalange ;
Et ton nom sur le Nil un jour civilisé,
Doit chez nos descendants vivre immortalisé.
Quand les villes naîtront là comme en Amérique,
Ce nom sera sacré ; ce nom cher à l'Afrique
Y sera conservé, martyr, n'en doute pas,
Comme le souvenir d'un nouveau Las Casas !
Délaissée un moment, ta cendre trois fois sainte,
D'un temple quelque jour sanctifiera l'enceinte,
Et sur le marbre blanc on y lira sculpté :
Ci-gît Don Angelo, grand par la volonté.

Puissions—nous quelque part, nous qu'un destin contraire
Empêcha d'assister à ton heure dernière,
Puissions—nous rencontrer même but à remplir !
Et vous tous qui pleurez avec moi ce martyr,
Vous qui loin des loisirs de l'Europe fleurie,
Venez sur ces confins sonder la barbarie,
Ah ! votre tâche est grande, Angelo vous le dit,
Sous des noms différents en vous le même esprit,
Aspirant l'avenir aux heures fortunées,
Pousse l'humanité vers d'autres destinées.
Médecin, commerçant, artiste, voyageur,
Prêtre, qui répandez le verbe du Seigneur ;
Tous, vous avez par Dieu votre œuvre mesurée,
Votre vie est à lui, ménagez sa durée ;
Lorsque les flots du Nil baigneront les palais,
D'une grande Karthoum, nouvelle Bénarès,
Alors que la vapeur en sifflant sur sa rive,
Trainera le fardeau de la locomotive ;
Il faut qu'on se souvienne et nomme avec orgueil,
Ceux, qui de ses déserts franchissant l'âpre seuil,
Ont les premiers porté la parole vitale,
Qui devait retentir dans l'Afrique centrale ;
Cette tombe est bien propre à ces enseignements,
Pour quiconque veut bien en comprendre le sens,
Elle garde à la fois la leçon et l'exemple,
Il en sort une voix, qui gronde dans ce temple ;
Et que nous comprenons, ô toi qui n'es pas mort,
Don Angelo Vinco, cœur sans crainte, bras fort !

Docteur B. MURE.

LE DOCTEUR MURE

Au nombre des plus illustres disciples de Hahnemann, la Faculté de médecine de France a compté le savant docteur Mure, homme courageux, tout dévoué à la vérité, qu'il a servie puissamment dans le domaine de sa profession. Né avec une constitution qui lui rendait nécessaire le séjour des climats chauds, il parcourut le Brésil, l'intérieur de l'Afrique, constatant partout, chez les peuples

sauvages, l'existence d'un grand nombre de vérités spiritualistes,
enrichissant la pharmacopée homœopathique de l'emploi d'une
foule de substances nouvelles que personne n'avait utilisées avant
lui. Le résultat de ses travaux est un ouvrage précieux où il a
résumé les formules homœopathiques en caractères algébriques.
Nous extrayons d'un exemplaire autographié de ce livre, le passage
suivant, qui montre, qu'il y a une quinzaine d'années, nos doctrines comptaient déjà, dans le monde médical, un éloquent et fer-
vent apôtre.

« L'éternité de la matière nous paraît, quant à nous, l'idée la
plus funeste que le cerveau de l'homme ait pu admettre. Laissons
les physiciens et les chimistes se repaître encore de cette chimère,
mais regardons en nous-mêmes, et là nous verrons à chaque instant la matière émanant de l'esprit ou rentrant dans le néant. Nous
assisterons, quand nous voudrons, à cette scène sublime de la
création des choses, que les théologiens reculent à la première
limite des temps. Oh ! les mystères les plus sublimes ne sont ni si
vieux ni si éloignés ; ils se passent sous nos yeux, ils se passent
en nous. L'éternelle création n'a jamais été interrompue et ne le
sera jamais. Agrandissons notre esprit, sanctifions notre cœur
pour être dignes de sa conception divine. Ne disons pas, comme
les savants naturalistes, quand nous voyons apparaître une nouvelle merveille : « Il faut bien qu'elle vienne de la terre. » Disons
avec une respectueuse reconnaissance : Il est clair qu'elle vient
d'En-Haut. »

Quand nous entendons une voix harmonieuse semer dans l'air
le trésor de ses mélodies, nous ne disons pas que ces groupes de
notes ont été emmagasinés par l'artiste, aux divers concerts qu'il
a entendus, et que, perçus par l'oreille, ils sont descendus par la
trompe d'Eustache dans le larynx du chanteur, qui rend à l'air les
sons qu'il a reçus. Cette supposition grotesque, nous l'avons souvent faite à nos adversaires, en la soutenant jusqu'à les irriter ; et,
quand nous les voyons vraiment révoltés d'une absurdité si
énorme, nous leur disons avec autorité : Cette hypothèse ridicule
n'est point la nôtre, elle vous appartient, à vous, qui cherchez
dans les excrétions la matière des ingestions, et qui ne voyez
pas la vie humaine interposant son autocratie terrible entre des
actes aussi distincts, détruisant d'un côté, créant de l'autre, élimi-

minant parfois ce qu'elle n'a pu détruire, mais n'assimilant jamais rien, toute puissante dans son domaine, comme Dieu dans l'univers infini.

Voilà ce que nous leur disons sans espoir d'être écoutés; car les raisons ni les faits ne peuvent rien contre l'obstination des savants. Y a-t-il une science qui ait accumulé plus de faits en sa faveur que le magnétisme, nié encore par les Académies après soixante-dix ans.

L'homœopathie n'a-t-elle pas aussi, dès les premiers jours, donné des faits? N'a-t-on pas endormi des milliers de somnambules? guéri des milliers de malades? Est-ce que rien de cela émeut la Faculté? Toutes les doctes corporations instituées par les gouvernements, ne semblent-elles pas condamnées à nier tous les progrès, et à être, dès lors, le pire fléau qui ait affligé le monde? Depuis 60 ans, elles ont étouffé la résurrection des croyances spiritualistes, que le magnétisme est appelé à régénérer. Elles ont fait périr, en Europe seulement, 1,200 millions d'hommes, dont l'homœopathie eût pu tripler la vie moyenne. Et l'on nous parle d'esprits diaboliques et de poétiques images de l'enfer du Dante! Mais les démons, ce sont les savants matérialistes qui tuent et torturent sans raison la pauvre humanité; l'enfer, c'est ce monde du passé dans lequel ils nous ont réservé un nouveau monde, préparé par la science véritable.

O peuples aveugles! Ce ne sont ni les palais, ni les sanctuaires qui doivent exciter votre courroux. Ce sont ces hommes qui ont hérité des traditions de toutes les tyrannies, des vices de toutes les castes. Ce sont ceux qui souillent aujourd'hui les âmes par les horribles axiomes du matérialisme, qui torturent les corps par leurs maladies et leurs remèdes. L'heure est venue de confondre ces pharisiens du savoir. Sauvons-nous en les démasquant.

A. Pezzani, avocat, à Lyon.

(Extrait de la *Revue spiritualiste*, de Piérart, livraison de septembre 1861.)

Korosko en Nubie, le 13 avril 1852.

Mon cher père,

J'ai quitté l'Egypte. Je suis sur les confins du grand désert qui s'étend de Derr à Bouhamet, et qu'on franchit en huit jours sur des chameaux. Avant de me lancer sur la mer de sable, j'attends un peu pour avoir des lettres d'Europe et surtout des tiennes, s'il est possible. Je crains avec raison que mon entreprise actuelle n'ait pas tes sympathies plus que les autres. Ne sachant pas tous les motifs de mes déterminations, tu as souvent pensé que j'ai agi étourdiment et à l'aventure. J'étais si peu de chose dans ton esprit, que toujours tu m'as conseillé de me mettre à la suite des hommes les plus vulgaires, et cependant qui plus que moi a désiré ouvrir son âme toute entière, et trouver un ami dans son père. En 1840 et en 1848, j'arrivais à Martonvelle, le cœur gros de soupirs, la tête pleine d'idées, les yeux humides de larmes, brûlant de raconter mes aventures inouïes et mes projets plus inouïs encore ; et toi, au lieu de m'écouter, tu me conduisais voir tes carottes, tes luzernes et tes lapins, tu jetais de l'eau sur l'incendie de mon âme ou bien tu m'abandonnais en imagination aux bourreaux de Java. — Ne l'oublie pas.

Plus tard tu t'es montré plus paternel, — mais à ce moment j'avais trouvé dans mon ingrat pays un médecin qui m'achetait ma clientèle cinq mille francs, un libraire qui tirait le médecin du peuple à quatre-ving mille exemplaires, et qui en donnait gratis pour trente mille francs aux souscripteurs des *Mystères du peuple ;* je laissais deux cents élèves à Paris ; — j'avais refait *l'Homœopathie* et la *Physiologie,* et posé dans *l'Armanase* la loi absolue de la politique de l'avenir. Je n'avais qu'à attendre un peu, et je renouvelais votre vieille France ; mais l'esprit me poussait plus loin.

Enfin, n'importe, tu as été ébranlé. Après tous les autres, c'est vrai ; mais je tiens compte des funestes influences qui m'ont aliéné ton cœur. Dès à présent ces nuages ne doivent plus exister.

O mon cher père, rends-moi ton affection dont j'ai toujours été digne, rouvre-moi tes bras et vivons l'un pour l'autre pendant les années que Dieu nous accordera sur la terre.

Je n'oublie pas que tu as désiré un instant venir me voir en Egypte. Plus tard, tu as changé. Mais si ton voyage est dans les vues de la providence, elle t'enverra encore et le désir et les moyens de venir me trouver. La vapeur aujourd'hui traverse la Méditerranée et remonte le Nil. Il n'y a de pénible que le trajet du désert de Derr à Bouhamet. Mais encore on est porté dans une espèce de litière à dos de chameaux, et tous les jours tu te livres à des travaux plus pénibles que cet exercice. — Ne dis pas que je suis un fou. Des hommes de cœur et d'intelligence quittent en ce moment leurs femmes, leurs enfants, leur avenir, sur la foi de mes paroles et viennent non seulement de Paris, mais des rives lointaines de l'Amérique du Sud pour travailler à la réalisation de mes grands projets humanitaires.

Il ne faut point te faire d'illusion, ni lutter inutilement contre la destinée. Ta famille entière est vouée au progrès. Tu es spiritualiste jusqu'à la moelle des os, comme ton père, comme ton frère, qui a été le plus grand des penseurs de notre siècle, comme j'en suis le premier réalisateur.

Tu as vu pour vingt sous, sur un ignoble boulevard de Paris, des faits capables de bouleverser ta faible raison. Viens donc, je te montrerai des merveilles bien plus hautes, mais interdites aux regards profanes du vulgaire. Je t'apprendrai que la route des astres est en effet ouverte. Quant à mes travaux matériels, si tu veux les connaître, Rouffinel te communiquera mes lettres (18, rue Princesse S. G.) et te mettra en rapport avec mes amis, si tu vas à Paris.

Je m'arrête. De sombres fantômes errent autour de moi. Tout me dit qu'en cette journée, à cette date funèbre, les puissances intermédiaires frappent un de ces grands coups qui leur sont familiers. Je n'essaye pas de conjurer leur juste courroux. Si les temps sont venus, il faut que la justice de Dieu ait son cours.

Je t'ai écrit dans la sincérité de mon âme, réponds-moi avec un cœur de père.

Ton fils dévoué,

Docteur B. Mure.

Wadi-halfa, 6 août 1852.

Monsieur Lafargue, négociant, à Bérber.

J'écris au bruit d'un charivari, qui m'est donné par votre capitaine Soliman et les quatre scheiks de Wadi-halfa, dont je n'ai pas voulu subir le concours intéressé.

Votre Dahabia ancrée sous mes croisées est le théâtre de l'orgie et du complot en plein air. Les sons de la Darabouka se mêlent aux explosions de cette colère poétique : si le docteur Mure va à l'Occident chante Soliman, nous irons à l'Orient. — Malgré le docteur, beuglent les scheiks, nous descendrons dans les barques et nous passerons les cataractes.

Voici donc la position qui m'a été créée par les faiblesses, les connivences et l'indifférence de tous ceux qui m'ont précédé. Je lutte depuis trois jours contre toutes les fourberies, toutes les cupidités, qui depuis tant d'années vivent de la terreur inspirée par la cataracte, qui est leur patrimoine.

Je ne m'attendais pas, dans cette tâche difficile, que je n'ai pas recherchée et qui m'est pour ainsi dire imposée par vous et M. Vaudey d'avoir contre moi le Reif même auquel vous me recommandez d'avoir une confiance aveugle. Cette confiance, j'étais disposé à la lui accorder tout entière, et je l'ai prouvé en commençant à avancer des fonds pour les dépenses communes ainsi que vous me le demandiez dans la lettre que m'a apportée de votre part le dit Soliman. Mais tout en comptant sur la longue expérience de votre capitaine, je ne puis faire abnégation complète de mon jugement et me livrer les yeux fermés à une direction étrangère. Je ne suis pas assez dominé par l'influence du milieu musulman dans lequel je suis plongé pour être ainsi dire devenu soudainement fataliste et renoncer aux habitudes de toute ma vie.

J'ai donc laissé faire Soliman, mais je l'ai laissé faire les yeux ouverts, et je n'ai pas tardé à m'apercevoir qu'il était de moitié dans toutes les trames, cousues de fil blanc, dont les arabes croyaient m'envelopper.

A chaque minute, à chaque pas, j'ai vu une nouvelle contradiction, un nouveau mensonge. A son premier passage, Soliman avait fait espérer que les quatre barques montées par de nombreux équipages passeraient presque sans frais. A son retour, il avait entièrement changé d'avis. On nous demande, dit-il, deux mille quatre cent piastres, nous allons en offrir six cents. A cela, je répondis que le résultat infaillible d'une pareille négociation était d'arriver à un terme moyen de douze cents ou quinze cents piastres, et que je m'y opposais formellement.

En même temps je pris des mesures pour trouver sur le territoire de Dongolah un moyen de passer plus économique. En effet, trente heures après ce premier colloque, j'avais chez moi les scheiks Defalid, Idrisi et Mohamed Bedaouy, et d'accord avec le reif Gioma, de M. Vaudey, qui me les avait amenés, et Soliman en personne, je conclus avec eux au prix de trois cent soixante-dix piastres, marché pour passer les quatre barques. Le reif de M. Vaudey, Soliman, et mon reif firent ensemble la prière et s'engagèrent par serment. Le départ fut fixé au lundi 9 août, et toutes les mesures prises pour le départ.

Tout semblait fini et je me croyais libre enfin des prétentions exorbitantes de Wadi-halfa, quand tout à coup le reif Soliman me ramène les quatre scheiks de ce dernier pays en me disant qu'il fallait les emmener sur nos barques en leur donnant une centaine de piastres. Je répondis : que du moment que la traction était faite par des hommes du Dong'olah, la présence des scheiks de la basse-Nubie, loin d'être une garantie, devenait un danger, et je me refusais formellement à cette extorsion convenue, il paraît, trois jours avant avec Soliman dans une longue halte qu'il fit deux lieues avant d'arriver à ce pays, pour conférer longuement avec lesdits scheiks.

C'est alors que Soliman me renouvela d'une voix doucereuse la prière de lui céder un de mes deux câbles pour le passage des cataractes contre son reçu et même *contre de l'argent comptant.*

Je refusai net, comme bien vous pensez, et alors mon double tartuffe se voyant dévoilé se leva furieux et me dit : Vous me croyez bien embarrassé, et je ne le suis pas du tout. Moi je connais le pays, et si je veux je passerai *sans argent.* C'est tout ce que je voulais savoir, lui dis-je à mon tour, et ce mot est ta condamnation, car si l'on peut passer *sans argent,* pourquoi prodigues-tu celui de ton maître et le nôtre ?

Tel a été l'état des choses. Maintenant les autorités d'ici commencent à s'effrayer et m'ont fait offrir des hommes autant que je voudrais et aux mêmes prix que ceux de Dongolah. Moi je tiens ferme et accepte tout conditionnellement, excepté les quatre scheiks d'apparat, ne voyant pas la nécessité de ces effigies muettes et embarrassantes.

Ajoutez à cela que le reif Soliman me refuse constamment le reçu de sa part des avances faites aux scheiks de Dongolah en sa présence et de son consentement, et d'une somme de vingt-cinq piastres avancée pour le voyage des marins venus de Dongolah pour votre compte.

Il n'y a qu'une chose, qu'il ne refuse pas et sur laquelle il résiste : c'est de prendre à son bord mes deux caisses de verroteries (et pas d'autres, que je lui ai offertes), plus un de mes câbles, qui lui tient fort à cœur.

L'après-midi s'est passé en ces vains discours, et la nuit venue un banquet réunit chez Soliman les capitaines et les quatre effigies de scheiks. Le Brouza coule à flots. La Darabouka résonne. Les chants arabes, pleins d'une verve injurieuse, m'apportent la fureur versifiée des conspirateurs à ciel ouvert, et moi, moitié par dépit, moitié pour oublier ce vacarme, je prends le parti d'écrire pour amuser mon insomnie.

Maintenant la moralité de tout cela, c'est : 1° que si vous eussiez inculqué à Soliman autant de déférence pour vous, que vous me demandez de confiance pour lui, nous partirions demain avec une dépense de cent piastres au plus par barque, tandis que je ne sais pas quels frais entraînera notre division ; 2° que si depuis dix ans vous eussiez voulu sonder un peu tous ces abîmes d'infamies et de ruses, vous eussiez aisément mis fin à ce système d'exploitation au profit des scheiks et au détriment des pauvres fellahs qui tirent la corde, et des Européens qui passent.

Quant à moi qui avant tout me consacre tout entier au triomphe du *juste*, j'ai obtenu mon but. Le voile est déchiré ; mon contrat avec les Scheiks de Hanvak, de Gimi et de Mourchy en fait foi. Lors même que les ruses de Soliman en annuleraient les effets matériels et décupleraient les frais, cela ne me regarde pas, et le blâme en retombera sur qui de droit.

Je sais quelle menace sinistre est contenue dans l'insistance de Soliman de prendre ma verroterie, de demander mon câble et de refuser ses reçus ; mais j'ai affronté des haines plus terribles que celles-là, et je tromperai cet espoir. Je passerai le premier et *sur ma barque*. Seulement, si je succombais, ce papier, qui doit me survivre, expliquera les causes de mon naufrage.

En réalité, les cataractes ne sont rien. Les forces destinées à les vaincre sont supérieures à l'obstacle. — Il n'y a vraiment de cataracte que dans le mauvais vouloir, les mauvaises passions, qui bouillonnent à leurs pieds.

« Il n'y a plus de *Pyrénées*, » disait un jour Louis XIV, qui savait bien que les véritables Pyrénées n'existaient que dans l'antipathie des Français et des Espagnols.

Moi je vous dis aussi : il n'y a plus de cataractes. Je souhaite que vous en soyez convaincu comme moi pour que cela soit.

Venons maintenant à d'autres coupables.

Que diriez-vous d'hommes qui se plairaient à multiplier les obstacles et à doubler la chute des nappes d'eau entre Assouan et Karthoum ? C'est là le triste rôle que le chef des missionnaires a accompli d'une certaine façon, en payant partout sur sa route des prix exorbitants pour le passage de sa barque en fer, sans s'informer si cet argent, fruit des aumônes de la chrétienté, était bien employé ; si les pauvres fellahs, les vrais travailleurs, en avaient leur part, et s'ils ne créaient pas des obstacles à ceux qui venaient après !

Cette sotte générosité a fait un mal affreux. Ce n'est pas là un acte intelligent d'un christianisme éclairé. Aujourd'hui que tout devient solidaire entre les hommes, nous souffrons tous des fautes de nos semblables. Et ce n'est pas seulement dans sa poche, mais dans celle de tous les navigateurs qui le suivent, que le P. V. Ap. Don Ignacio Knoblecher a puisé en éparpillant ainsi ses écus.

Maintenant assez de morale comme cela.

Le bruit contre-révolutionnaire de mes adversaires a cessé et le sommeil me revient. Soyez bien convaincu que jamais je n'eusse cherché à dissiper vos illusions sur votre Reif, si vous ne m'eussiez obligé à intervenir activement, si vous ne m'eussiez mêlé forcément à ses menées ténébreuses. C'est peut-être un travers, mais je vois en tout *un devoir* à remplir. Réprouver l'exploitation, démasquer les fourbes, relever les faibles, guérir les souffrants, instruire les simples, associer les bons, braver les pervers : tel est l'unique pensée de mon âme, l'occupation constante de ma vie. Rien ne m'en fera dévier un seul instant.

Je m'arrête sur cette tirade, qui me fera un beau testament, si je ne dois pas reprendre ma narration interrompue au plus beau moment. Permettez-moi d'y ajouter que j'ai pour vous la plus profonde estime, et que je compte que vous ferez beaucoup d'homœopathes.

J'adresse en même temps le même récit à Mme Liet, qui m'attend avec anxiété à Dongolah, et qui heureusement a sauvé notre fortune en continuant le voyage par la route du désert, tandis que j'ai voulu continuer à remonter le Nil, car il est de mon devoir d'assister moi-même au passage des cataractes.

Votre tout dévoué,
Docteur B. MURE.

Testament du docteur Mure.

Me disposant à franchir les cataractes du Nil et pouvant succomber dans cette entreprise, je déclare, par ce testament olographe, laisser la totalité des objets que je possède actuellement en Egypte, tels que : les caisses, meubles, argent comptant, barque, provisions, pharmacies homœopathiques, objets laissés au Caire chez le comte Freschi, en dépôt chez divers négociants ou expédiés de France à mon adresse, à Mme veuve Liet, née Sophie Lemaire, qui m'accompagne dans ce voyage.

Je prie en outre mon père de remettre à la dite Mme Liet une somme de dix mille francs sur les propriétés que je possède au Brésil.

Je lègue encore à Mme Liet toute succession qui pourra m'échoir à l'avenir ou m'être échue précédemment.

Je révoque absolument toute disposition testamentaire antérieure.

Fait, écrit, daté et signé en entier de ma main.

Wadi-Halfa, 23 juillet 1852, et inséré pour plus d'authenticité et de sûreté sur une feuille de ce registre.

Signé : Benoît MURE.

LETTRE A M. SABATIER, CONSUL GÉNÉRAL DE FRANCE, AU CAIRE

Monsieur le Consul général,

Le 2 mars de cette année, je vous adressai de Karthoum une copie d'un certificat du docteur Biron, constatant la gravité d'une tentative d'assassinat dont j'avais été victime, et la lettre d'envoi de ce docteur en original.

Le 5 mai, je vous écrivis pour vous faire part de mon prochain retour, vous demandant protection contre mon assassin, que des ennemis puissants avaient placé sur ma route et que l'impunité avait enhardi.

Le 30 mai, je vous adressai une nouvelle copie du certificat de M. Biron, légalisée cette fois par le proconsul de Sardaigne, qui venait d'arriver à Karthoum, et un acte de notoriété du même consul, plus une déclaration de M. Oldrini, pharmacien en chef au Soudan, avec légalisation de sa signature.

Le tout forme quatre actes différents et trois lettres, c'est-à-dire sept pièces, que je vous prie, Monsieur le Consul général, de vouloir bien faire légaliser et envoyer à ma disposition au consulat du Caire, qui a mon adresse et dont je suis voisin.

N'ayant obtenu aucune satisfaction pour une plainte aussi légitime que la mienne, et n'ayant pas même obtenu une réponse qui me donne un accusé de réception de mes lettres, formalité que je n'ai jamais vu négliger dans aucun bureau ni aucune administration, j'ai lieu de croire que j'attends inutilement au Caire le redressement de mes griefs, et en conséquence j'ai résolu de les porter directement à Paris, où j'ai lieu de croire qu'ils seront mieux accueillis.

Je sais que les instigateurs du crime de Canonica, qui ont publiquement annoncé pendant deux mois à Karthoum que je ne sortirais pas vivant du Soudan, se sont vantés publiquement de faire avorter mes plaintes au Caire ; mais je n'eusse pas cru que les agents de bas étage qu'ils ont employés ici, auraient la parole assez haute pour être entendus par vous.

En conséquence, je me suis présenté d'abord chez M. Outré,

qui m'a dit ne rien connaître de mon affaire, et ensuite chez vous, où je n'ai pu être reçu.

Il ne me reste donc qu'à vous adresser la présente lettre pour avoir la remise de mes pièces, car je me dois à moi-même, et aux voyageurs qui visiteront le Soudan après moi, de poursuivre la punition d'un attentat dont l'impunité serait dangereuse.

Parti pour le fleuve Blanc avec l'intention d'y fonder des établissements français comme je l'ai fait au Brésil, il y a douze ans, j'ai été arrêté dans mon entreprise d'abord par la perte d'une grande partie de mon matériel, englouti dans les cataractes du Nil, et plus tard par le lâche assassinat auquel je n'ai échappé que par miracle, et dont j'ai souffert pendant cinq mois. J'ai donc été frappé comme un soldat sur la brèche en cherchant à répandre l'influence de mon pays, et j'ai lieu de m'étonner que, tandis que des individus voyageant sans but, fatiguent les consulats de leurs plaintes et inondent les chancelleries de papiers pour le vol de quelque argent ou de quelques effets, ma vie ait assez peu d'importance à vos yeux pour que mes lettres n'obtiennent pas même une simple réponse.

Ce sentiment, Monsieur le Consul général, est trop juste et trop naturel pour n'être pas compris de vous, et j'espère qu'en sa faveur vous voudrez bien me faire remettre les pièces de mon procès, et excuser ce qu'il peut y avoir de trop vif dans mes expressions.

Veuillez en attendant accepter, Monsieur le Consul général, l'assurance de ma haute considération.

Docteur B. Mure,

Le Caire, 9 décembre 1853.

Pathogénésie de la renoncule glaciale

(*Ranunculus glacialis*).

EXPÉRIENCES DU DOCTEUR CODDI.

1ʳᵉ expérience faite avec la teinture-mère en gouttes.
Tꝰ Douleur de tête.

O | H R♂ Piqûre au côté droit.

Qψ Sueur générale.

Jλ La nuit, insomnie au point du jour.

O | T♂ Tête avec douleur tirante plus du côté droit que du gauche ; aussitôt qu'on est levé du lit, la tête est libre.

Q Zψ Sueur générale, copieuse, mais plus forte vers les cuisses.

T♂ Tension à la partie postérieure de la tête, dans le cervelet.

Tπλ A neuf heures et demie du matin (le médicament avait été pris à dix heures du soir, une goutte de la troisième), en marchant à l'air libre, on sent un poids énorme sur la tête, et on a la sensation que la tête est volumineuse avec vertige, sensation qui semble un commencement d'apoplexie. Cette sensation dura une demi-heure. Après avoir pris le café, tout se dissipa.

2° expérience.

Après un mois, on fit cette autre expérience avec une goutte de la neuvième, prise sur la langue à onze heures du soir.

Jλ V♂ Qψ HR♂ Rλ. La nuit, insomnie ; un froid pénétrant aux cuisses ; au point du jour, une petite sueur générale ; en se remuant, une petite douleur piquante à la région postérieure et inférieure du thorax. Après trois jours, le soir, constriction de tout le thorax ; dans le lit, la respiration est difficile ; vers minuit, aggravation intolérable de la constriction au thorax ; chaleur et sueur fébriles. On prit *Sepia*, trois globules de la trentième, après une heure, tout avait cessé.

Faits cliniques.

Froid, chaleur alternés ; douleur de tête, délire faisant parler continuellement ; la malade interrogée répond juste, et puis subitement elle recommence à parler seule. Toux avec catarrhe augmenté (elle n'existait pas auparavant). Salive sanguinolente et spumeuse. Douleur piquante au côté droit, si aiguë qu'elle empêche la respiration. L'*aconit* n'avait rien fait pendant deux jours ; une goutte de la douzième de *ranunculus glacialis* coupa en peu d'heures la fièvre et tout l'ensemble de l'accès pleurétique, qui se changea en fièvre tierce et se dissipa avec *china* douzième.

2ᵉ cas clinique.

Grand froid à l'improviste ; respiration presque empêchée ; oppression générale ; sueur profuse générale ; douleur piquante et constrictive au côté droit. Ardeur brûlante, forte soif, céphalalgie cruelle, visions de personnes. L'urine a la couleur du café. L'*aconit* administré avait fait cesser la sueur générale, mais tous les autres phénomènes étaient plutôt augmentés. Cinq globules de la trentième. de *ranunculus glacialis* dans l'eau,, une demi-cuillerée de demi-heure en demi-heure, répétée trois fois, enleva tout danger, et en huit jours, le malade était en parfaite convalescence.

Gazzetta omeopatica di Torino, 2 agosto 1852 : *La Patogenesia.*

Nota. — Plusieurs homœopathes, notamment en France, ont obtenu des guérisons radicales de pneumonie (vulgairement *fluxion de poitrine*) en donnant *ranunculus glacialis* comme unique remède durant tout le cours de la maladie. Aussi nous pensons que les médecins seront bien aises de lire cette courte mais substantielle Pathogénésie, que nous publions ici pour la première fois après l'avoir traduite de l'italien.

Exposé des motifs de neuf des principales formules d'algèbre homœopathique : 1. *Agaricus muscarius.* 2. *Ammonium carbonicum.* 3. *Antimonium crudum.* 4. *Baryta carbonica.* 5. *Borax veneta.* 6. *Carbo animalis.* 7. *Carbo vegetabilis.* 8. *Causticum.* 9. *Colocynthis cucumis.*

1. AGARICUS MUSCARIUS.

I. — Exaltation du sentiment, *disposition à faire des vers et à prophétiser.* Dépression, découragement, mauvaise humeur, *répu-*

gnance pour parler et pour le travail. Démence ombrageuse, fureur aveugle avec une grande manifestation de force.

J. — Grande envie de dormir dans la journée et surtout l'après-dîner, mais le sommeil est empêché par l'abondance des idées et de l'inquiétude dans les jambes. Bâillements tellement forts qu'on en a le vertige. Sommeil interrompu la nuit par des rêves effrayants. Le matin on n'a pas assez dormi, et l'on a beaucoup de peine à se lever. Epilepsie.

T. — Tournement de tête vertigineux. *La tête est prise d'une espèce de vertige*, comme après avoir bu des liqueurs spiritueuses, principalement à l'air libre. La vive lumière du soleil produit un vertige momentané presque à faire tomber.

Maux de tête compressifs au front, aux tempes, s'étendant profondément dans le cerveau, augmentés par l'attouchement et accompagnés d'un complet découragement. Tiraillement en tous sens dans la tête avec sensation de perte des sens. *Douleur semblable à celle d'un clou* implanté dans le côté droit de la tête. Battements au sommet avec désespoir allant jusqu'à la rage. Sensibilité du cuir chevelu, comme s'il était ulcéré. Sentiment de froid glacial sur un point de la tête qui paraît chaud au toucher. Prurit et boutons au cuir chevelu.

Y. — Mouvements spasmodiques fatigants dans les yeux. Palpitations dans les paupières, contraction des paupières; rétrécissement de la fente palpébrale sans tuméfaction. Cuisson à l'angle interne des yeux. Dilatation des pupilles, *la vue est opprimée*; faiblesse de la vue comme à travers un brouillard.

O. — Otalgie provoquée et aggravée par l'accès de l'air libre. Bourdonnement, prurit, rougeur et cuisson aux oreilles comme si elles avaient gelé.

N. — Prurit, écorchure, inflammation, grande sensibilité des parois internes du nez. Des gouttes d'une eau glaire découlent du nez; mouchement de sang et épistaxis. *Augmentation de l'odorat.*

E. — Prurit, rougeur et ardeur aux joues, comme par des engelures; pulsations et battements aux joues. *Déchirement dans les os de la mâchoire supérieure.* Elancement et contraction convulsive dans la mâchoire inférieure et le menton. Les lèvres ont une teinte bleuâtre.

D. — Douleur déchirante dans les dents, aggravée par l'air froid;

les dents de devant semblent être trop longues et sont très sensibles. Gonflement et endolorissement des gencives qui saignent facilement.

B. — Douleur d'excoriation dans l'intérieur de la bouche. Langue couverte d'un enduit blanc ; le bout est chargé d'aphthes d'un jaune pâle (de suite après le dîner) avec sensation comme si la langue allait se peler ; ulcère au filet. Ecoulement d'une salive fort âcre.

E.—Manque d'appétit; souvent *grande faim subite*, surtout vers le soir, qui fait manger avec avidité et précipitation. En même temps sueur générale avec faiblesse et tremblement des membres. Déglutition difficile ou serrement de gorge après avoir mangé ; pression à l'épigastre avec sensation désagréable de tiraillement et de compression dans les yeux, disposition à la paresse, renvois tantôt vides, tantôt avec le goût des aliments, ou alternant avec le hoquet ; nausées, tiraillements spasmodiques à la région épigastrique qui remontent jusque dans la poitrine.

A. — Sentiment de douleur dans les hypochondres et l'épigastre, comme si les viscères de la poitrine pesaient vers le bas, surtout après le dîner; douleurs pulsatives, pression sourde et élancements à la région splénique ; élancements à la région hépatique. Tortillement douloureux, pincements au dessous de l'ombilic; tranchée comme si la diarrhée allait se déclarer ; gonflement du ventre, grondements par des vents; vents abondants et fétides comme l'odeur de l'ail. Selles diarrhéiques en bouillie. Constipation avec selles consistantes de couleur foncée. Avec les selles diarrhéiques , tiraillements douloureux de l'estomac et du ventre. Fourmillement à l'anus.

U. — Urine rare, rongeante. Elancements dans l'urèthre, comme s'il y passait un fer rouge, ou comme s'il y restait de l'urine, ou encore comme si elle était traversée par une goutte d'urine froide. Emission de mucosités visqueuses par l'urèthre. *Urines claires d'un jaune citron.*

P.—Extrême excitation des désirs vénériens avec défaut d'érection ; écoulement séminal insuffisant, manque de sensation voluptueuse ; *grand épuisement après le coït,* suivi de sueurs nocturnes répétées.

M. — Augmentation du flux menstruel.

R. Expectoration facile et presque sans toux de petits globules de mucosités épaisses. Pression, tension, endolorissement dans la partie inférieure de la poitrine, comme si les viscères thoraciques étaient comprimés ; élancements dans la poitrine au côté gauche, ou au-dessous des mamelons, surtout en se penchant ou en aspirant. Asthme et oppression même en marchant lentement. Violent prurit à l'extérieur de la poitrine. Sueurs nocturnes très abondantes à la poitrine.

L. — *Grande faiblesse dans les muscles du dos.*

X. — Sensation brûlante à l'avant-bras droit ou gauche, suivie de l'apparition de petites tumeurs blanches avec desquamation de l'épiderme ; tremblement des mains, prurit et rougeur aux mains, comme après la congélation. Il en est ainsi aux jambes et aux pieds.

Z. — *Déchirement dans les membres inférieurs comme dans la moelle des os.* Le déchirement dans les extrémités est continuel pendant le repos, mais se dissipe par le mouvement. En se reposant après un mouvement modéré, les bras et les jambes sont comme brisés, même le lendemain. *Sensibilité extrême du corps :* en appuyant le plus légèrement possible sur une partie quelconque, il y reste une douleur qui persiste assez longtemps ; en restant debout, les talons font mal ; étant assis, ce sont les muscles fessiers qui souffrent. Les douleurs des extrémités inférieures se développent presque toujours quand on est assis ou debout.

Q. — Picotement et prurit aux diverses parties du corps ; les dartres augmentent ; éruption miliaire de pustules blanches, très rapprochées avec démangeaison extrême ; sueurs après un effort modéré, même la nuit pendant le sommeil ; sueurs grasses, mais sans mauvaise odeur.

V. — Frileux à l'air, et même dans le lit lorsque l'air y pénètre, surtout ayant les membres chauds. Froid dans le dos, comme s'il y courait de l'eau froide. Violents accès de froid avec tremblement, avec mains froides et visage chaud. Pouls lent, faible, petit ou intermittent.

Les incommodités ou symptômes déterminés par Agaricus se manifestent souvent sur les deux côtés du corps, mais en croix, c'est-à-dire au bras droit, par exemple, et à la jambe gauche. C'est en marchant lentement que le plus souvent on se sent le mieux.

La principale action de ce remède est sur le système encéphalo-nerveux du centre à la périphérie.

2. AMMONIUM CARBONICUM.

I. — Diminution de la faculté de penser. Mauvaise humeur, le matin. Tristesse et envie de pleurer avec angoisses et pressentiments de malheurs prochains. On est mécontent de soi.

J. — Somnolence pendant le jour. Sommeil agité, interrompu la nuit, avec maux de cœur et agitation du sang. Cauchemar en s'endormant.

T. — Sensation de vacillation du cerveau dans la tête ; la tête semble plus lourde du côté droit. Mal de tête qui persiste tout le soir après avoir marché à l'air libre. Vertiges avec nausées, surtout le soir.

Y. — Sensation d'ardeur et de froid dans les yeux. Inflammation de la cornée. La vue est troublée ; on voit des éclairs ; les objets paraissent doubles. Chassie qui colle les yeux pendant le sommeil et qui se dessèche au bord des paupières.

O. — Dureté de l'ouïe avec écoulement purulent de l'oreille. Démangeaison dans l'oreille. Hallucination de l'ouïe ; on croit entendre du bruit. Gonflement des parotides.

N. — Cuisson, prurit et gonflement de la narine droite. Sensation de congestion de sang au nez quand on se baisse, mouchement de sang et saignement de nez, en sortant de table ; suppuration dans e nez. Furoncles au nez. Enchiffrènement qui empêche la respiration.

F. — Pâleur et bouffissure de la face pendant longtemps. Furoncles à la face, aux joues, au coin de la bouche et au menton. Eruption dartreuse autour de la bouche et au menton, dont la peau devient squammeuse, avec violent prurit qui ne cesse pas en se grattant.

D. — *Prolongement et vacillation prolongée des dents.* Odontalgie, surtout pendant les règles et le soir en se couchant ; secousses douloureuses des dents qui fait des progrès rapides. Abcès douloureux et gros aux gencives, ou au-dessous de la gencive dans la mâchoire.

B. — Gonflement des parties internes de la bouche, avec éruption de vésicules jusque sur la langue. Mauvais goût de sang toujours, et goût amer ou métallique surtout après le repas. Afflux fréquent de salive, qui oblige à cracher sans cesse.

G. — Soif continuelle ; on ne peut manger sans boire. *Douleur dans la gorge en avalant, comme si l'amygdale droite était gonflée ; ou sensation dans la gorge d'un corps qui empêcherait d'avaler.*

E. — Manque d'appétit le matin. Augmentation de la faim à midi, mais peu de chose suffit à se rassasier. Pression à l'estomac avec nausées ; pesanteur d'estomac après avoir mangé ; sensibilité de l'épigastre.

A. — Douleurs cuisantes dans l'hypochondre droit ; compression douloureuse dans les hypochondres ; maux de ventre constrictifs qui diminuent en serrant le ventre avec les mains. Hernie inguinale. Selles retardées ; constipation. Les tumeurs hémorrhoïdales sortent beaucoup en allant à la selle, et causent de la douleur longtemps après. Ecoulement de sang de l'anus (hémorrhoïdes fluentes). Prurit à l'anus.

U. — *Forte envie d'uriner* avec douleurs sécantes dans la vessie ; incontinence chez les enfants, la nuit ; urine blanche sablonneuse, quelquefois rougeâtre et comme mêlée de sang après le dîner.

P. — Pesanteur et douleur de torsion dans les testicules ; pollutions fréquentes ; prurit au scrotum.

M. — *Gonflement, prurit et ardeur à la vulve.* Règles trop hâtives. Dysménorrhée avec coliques, maux de seins et odontalgie. Le sang des règles est noir et âcre. Leucorrhée aqueuse et brûlante. *Stérilité par suite des désordres de la menstruation.*

R. — Enrouement considérable, râle muqueux. Toux sèche la nuit, surtout comme par l'effet d'une plume ou du duvet qui chatouillerait la gorge. Toux avec crachement de sang, précédée d'un goût doucereux dans le gosier, avec de vives difficultés de respirer. Haleine courte. Asthme avec palpitations de cœur. Hydrothorax. Le sein droit est douloureux au toucher.

L. — Douleurs au tronc depuis la nuque jusqu'au sacrum.

X. — Déchirement dans les articulations des membres supérieurs. Le bras droit est extrêmement lourd, sans force, froid, engourdi et comme mort. La peau des mains est dure, gercée et se pelle. Après s'être lavé avec de l'eau froide, les mains deviennent bleues avec les veines gonflées.

Z. — Grande faiblesse dans les jambes. *Engourdissement, sorte de crampe à la plante des pieds.* Rougeur et enflure douloureuse au gros orteil, le soir.

K. — Exostoses.

Q. — Prurit violent, çà et là, et apparition de petits boutons brûlants après avoir gratté.

V. — *Accès de frisson le soir,* rarement suivi de chaleur nocturne et de sueur le matin.

Généralités. — Grande faiblesse. Agitation le soir. Sensibilité inaccoutumée contre le froid. — Emaciation. Dyscrasie scorbutique. La partie droite du corps paraît être plus fortement attaquée que la gauche. La plupart des souffrances apparaissent ou le soir, ou la nuit, ou le matin. — Ce remède paraît affecter principalement le système nerveux ganglionnaire et tous les appareils de la vie végétative.

3. ANTIMONUM CRUDUM.

I. — Tristesse, dégoût de la vie, tendance à se brûler la cervelle. Etat d'extase au grand air, démence, imbécillité. L'enfant ne supporte pas qu'on le touche ni qu'on le surveille.

J. — *Somnolence* dans la journée, le soir et le matin surtout. Coma. Sommeil agité, interrompu la nuit par des souffrances et des rêves désagréables.

T. — *Ivresse* avec nausées. Mal de tête après un bain dans l'eau froide. Maux de tête crampoïdes qui diminuent en marchant au grand air. Afflux du sang à la tête. Prurit au cuir chevelu et chute des cheveux.

Y. — Otphalmie avec élancements dans les yeux. Photophobie. Cécité. Beaucoup de chassie dans les *angles. Prurit et rougeur inflammatoire des paupières.* Dilatation des yeux.

O. — Elancements dans les oreilles. Surdité d'une oreille comme si elle était bouchée. Bruits et bourdonnements dans les oreilles. Ardeur, rougeur et gonflement du pavillon.

N. — Endolorissement, cuisson, gerçures et croûtes dans les narines, qui font mal surtout en inspirant. Coryza avec enchifrènement. Saignement du nez.

F. — Eruption miliaire à la face ; boutons rouges pleins de pus au sommet, douloureux au toucher, des deux côtés du nez. Croûtes jaunes près du menton. Les lèvres sont rouges, cuisantes, couvertes de pustules, ou gercées au coin de la bouche. Tumeur à la joue comme après une piqûre de cousin, avec chaleur.

D. — Douleurs dans les dents cariées qui remontent dans la tête, se renouvellent après chaque repas, sont empirées par l'eau froide et améliorées au grand air. *Fort saignement des dents.*

B. — *Sécheresse de la bouche.* Grand afflux de salive qui ressort par le nez. Douleur brûlante d'excoriation aux bords de la langue. Aphthes sur la langue. Enduit blanc sur la langue.

G. — Grande soif, mal de gorge au côté gauche ; gêne de la déglutition.

E. — Sensation douloureuse dans l'estomac quand on appuie dessus. Pression comme si l'on avait trop mangé. Douleurs enivrantes spasmodiques qui portent au désespoir et au suicide. Sensation de vacuité ou de faim sans appétit. Rapports de mauvais goût ou avec le goût des aliments, nausées après avoir bu du vin. Envie de vomir et vomissements de mucus et de bile accompagnés parfois de diarrhée et convulsions. Fréquent hoquet en fumant.

A. — Violentes tranchées, coliques à la région stomacale. Sensation de vacuité dans les viscères, comme après une diarrhée. Gonflement considérable du bas-ventre, surtout après avoir mangé ; borborygmes et beaucoup de vents bruyants. Besoin pressant d'évacuer. Déjection difficile d'une selle dure ; selle en bouillie, selles très liquides, diarrhéiques la nuit et le matin, cependant chaque fois une seule évacuation. Sensation d'une tumeur dure et douloureuse quand on appuie dessus, dans la région des aines. Sang noir par l'anus. Boutons hémorrhoïdaux. Crevasses à l'anus, prurit, cuisson et suintement de mucosités par l'anus, Furoncle au périnée.

U. — Envie fréquente d'uriner avec peu d'urine. Emission fréquente et copieuse d'urine aqueuse, ou jaune d'or, ou rouge foncé, mêlée parfois à de petits corpuscules rouges, avec écoulement de mucus, brûlement et douleurs incisives dans l'urèthre et maux de reins. Emission involontaire d'urine en toussant.

P. — Appétit vénérien fort excité. Grande lascivité. Pollutions.

M. — Pression dans la matrice de dedans en dehors. Ecoulement corrosif du vagin. Métrorrhagie.

R. — Fort enrouement, faiblesse de la voix, perte de la voix toutes les fois qu'on s'échauffe. Sensation d'un corps étranger dans le larynx, qu'on fait de vains efforts pour avaler ou rejeter. Violent spasme dans le larynx. Forte toux sèche avec grattement dans la trachée-artère. Coqueluche ; élancements dans le côté gauche de la poitrine en respirant. Asthme suffocant ; gêne de la respiration ; oppression de poitrine. Douleur de contusion dans le muscle grand pectoral en étendant ou levant les bras, et en appuyant la main sur la poitrine.

L. — Douleurs tiraillantes, crampoïdes et rhumatismales dans les muscles de la nuque et du cou, allant jusqu'aux omoplates, aggravées par le mouvement.

X. — Douleurs tiraillantes, rhumatismales et arthritiques dans les bras et les articulations des doigts. Inflammation douloureuse des tendons au coude. Boutons et ampoules aux mains.

Z. — Violentes douleurs dans les membres inférieurs. Douleur tiraillante dans la hanche et l'articulation coxo-fémorale. Douleurs lancinantes dans les genoux et les jambes. Raideur douloureuse du genou. Engourdissement facile des jambes, sensibilité de la plante des pieds en marchant sur le pavé. Gonflement rouge du talon ; engelures en été. Cors à la plante des pieds ; larges places couvertes de corne à la plante du pied près des orteils ; excroissance cornée sous l'ongle du gros orteil.

Q. — Prurit par tout le corps, surtout à la poitrine, au dos et au cou et aux membres. Eruptions qui apparaissent surtout le soir et qui démangent dans la chaleur du lit, empêchant de dormir. Eruption *miliaire* et ortiée. Ampoules *semblables à des piqûres d'insectes*, surtout à la face et aux articulations, qui surviennent avec prurit et disparaissent souvent au bout de quelques heures. Boutons suppurants, faisant place à des croûtes jaunes ou brunes. Taches hépatiques. Tumeurs rouges et chaudes.

V. — Fièvre intermittente avec affection gastrique et bilieuse, avec dégoût, nausées, vomissements, langue sale, amertume de la bouche, soif modérée, diarrhée, tension et pression à l'estomac et tranchées. Fièvre tierce. Sueur chaude le matin tous les deux jours. Pouls irrégulier, offrant tantôt deux pulsations plus rapides, tantôt deux ou trois pulsations plus lentes.

Généralités. — Douleurs rhumatismales et inflammation des tendons avec rougeur et tension de la partie affectée. Lourdeur des membres. Faiblesse générale en marchant, surtout la nuit. Grand amaigrissement ou obésité. Gonflement hydropique de tout le corps. Grande sensibilité au froid. La chaleur du soleil et le vin aggravent les symptômes ; on se trouve le plus mal après dîner, la nuit et le matin.

Ce remède paraît déployer son action sur le système membraneux, principalement de l'appareil gastro-entérique et de celui de la locomotion.

4. BARYTA CARBONICA.

I. — Perte de mémoire, colère subite et passagère pour des bagatelles. Tristesse, volonté irrésolue, indécision extrême. Caractère soupçonneux et manquant de confiance en soi-même ; crainte des hommes. *Activité infatigable,* ou répugnance pour le travail après dîner.

J. — Somnolence le jour ; insomnie ou sommeil très agité la nuit avec rêves fantastiques et réveil très fréquent. Etat d'assoupissement nuit et jour. Disposition à la syncope la nuit. Chez les gens âgés, apoplexie paralytique.

T. — Maux de tête *directement au-dessus des yeux*. Vertiges pendant les mouvements du corps. Sensation de vacillement du cerveau. Sensibilité douloureuse du cuir chevelu. Alopécie.

Y. — Opthalmie avec prurit et douleur brûlante dans les yeux. Rougeur de la conjonctive et petit bouton blanc dessus près de la cornée. Photophobie, voile devant les yeux, ou taches noires et obscurcissement de la vue et étincelles dans l'obscurité. Gonflement des yeux le matin. Pression profonde dans les yeux en fixant un point ou en regardant en haut ou de côté. Inflammation, avec sécrétion de mucosités qui les agglutine.

O. — Déchirement dans les os de l'oreille droite, élancements et prurit dans les oreilles. Craquement dans les oreilles en éternuant, en avalant et en marchant vite. Etant couché sur l'oreille droite, sorte de fluctuation qui va de l'oreille gauche à la droite. Dureté de l'ouïe. *Eruption sur et derrière les oreilles.* Boutons derrière les oreilles.

N. — *Fréquent saignement de nez.* Odorat très sensible ; coryza avec écoulement de mucus épais et jaune. Eternuements très violents. Sécheresse pénible du nez.

F. — Tension à la face comme si elle était couverte d'une toile d'araignée. Enflure lisse du visage avec la peau tendue. Rouge foncé circonscrit des joues. Eruptions au visage. Croûtes laiteuses.

D. — Elancements brûlants dans les dents creuses quand quelque chose de chaud y pénètre. Secousses isolées dans les dents. *Douleurs des dents avant les règles*, avec enflure rose pâle des gencives et des joues. Enflure et saignement des gencives.

B. — Vésicules enflammées dans la bouche, surtout au palais et dans l'intérieur des joues. Sécheresse dans la bouche qui remonte à l'estomac.

G. — *Maux de gorge après le refroidissement* avec enflure du palais et des amygdales qui suppurent. *Elancements* et douleur d'excoriation dans le gosier, surtout en avalant. Pression du gosier comme par un corps étranger pendant la déglutition. Accès de constriction dans la gorge qui coupent la respiration, surtout pendant le dîner.

E. — Douleurs d'estomac. Sensation dans l'estomac, même à jeun et en mangeant, comme si les morceaux devaient avec peine se frayer un passage à travers des parties excoriées. Pression sur l'estomac, pesanteur et plénitude de l'estomac après le repas, même en mangeant très peu. Sensibilité au creux de l'estomac, en appuyant dessus et en respirant. Rapports acides ou rances après le repas. Pituites qui remontent dans la bouche, envie de vomir et vomissement de mucosités. Manque d'appétit. Faiblesse d'estomac.

A. — Maux de ventre *avec rétraction du nombril*. Pression douloureuse dans la région du foie. Selles difficiles, ou dures, ou insuffisantes, avec besoin très pressant. Diarrhée. Ténesme avec sentiment d'angoisse dans la région des lombes, et frisson qui descend le long des cuisses, suivie d'une selle molle et diarrhéique. Elancements dans les hémorrhoïdes. Prurit, excoriations et suintement dans l'anus. Sortie d'ascarides.

U. — *Fréquente émission* d'urine.

P. — Diminution de l'appétit vénérien. Faiblesse des organes génitaux.

M. — Les règles avancent, sont plus abondantes et durent plus longtemps, ou elles sont extrêmement faibles.

R. — Elancements dans la poitrine, principalement du côté gauche. Poitrine fatiguée avec *toux nocturne*. Coqueluche. Toux sèche et brève soir et matin. Toux grasse qui dure longtemps. Abondance de glaires dans la poitrine. Paralysie pulmonaire chez les vieillards.

C. — Forts battements de cœur de temps en temps. Battements de cœur en se tenant couché sur le côté gauche, et qui se renouvellent quand on y pense.

L. — Tension dans la nuque, les muscles du cou et les omoplates, même avec gonflement, principalement par un temps froid et rude. *Douleur dans les os de la nuque.* Tumeur lardacée à la nuque avec ardeur brûlante de la face. Boutons avec prurit à la nuque. Douleur au sacrum, plus sensible étant assis que pendant le mouvement.

X. — Douleur dans les muscles du bras en l'élevant. Engourdissement des bras en se couchant dessus. Engourdissement des doigts. Les mains sont sèches comme du parchemin ; l'épiderme du dos de la main et des doigts se pelle. Mains froides avec des taches bleues. *Fréquentes douleurs dans les glandes des aisselles.*

Z. — Violent prurit aux cuisses. *Douleur tiraillante de haut en bas dans la jambe. Sueur puante aux pieds.* Douleurs dans l'articulation du pied, comme d'une entorse.

H. — Douleurs dans les articulations. *Saccades des muscles* de tout le corps pendant la nuit.

K. — Douleurs dans les os creux des membres. Déchirement des membres avec horripilation.

V. — Sentiment de frisson continuel. Frissons et horripilations qui commencent au creux de l'estomac ou au visage, suivis de bouffées de chaleur qui parcourent tout le corps. Sueurs nocturnes.

S✓. — Souffrances du système glandulaire lymphatique.

Q. — Prurit çà et là, et vive douleur en se grattant. Boutons en beaucoup d'endroits aux bras, aux hanches, au nez, à la lèvre supérieure, au front, etc. Petits furoncles sur les fesses. La peau se guérit difficilement.

Généralités. — Déchirements par tout le corps ; on est fortement et généralement attaqué. Exaltation de sensibilité de tous les sens. Grande faiblesse et *impossibilité* de soutenir son corps, ce qui empêche de se tenir debout. On aimerait marcher, mais on préfère rester assis ou couché. *Grande propension à se refroidir,* ce qui produit principalement des angines. Beaucoup de souffrances se dissipent à l'air libre. Beaucoup de symptômes se manifestent quand on est assis, et disparaissent par le mouvement. Les phénomènes se manifestent spécialement du côté gauche.

5. BORAX VENETA.

I. — Anxiété surtout en voiture et en descendant d'une hauteur. Crainte d'être infecté de quelque contagion. *Grande propension à la frayeur.* Irritable, disposé à se fâcher, avec mauvaise humeur et colère. Répugnance pour le travail.

J. — *Besoin de dormir plus longtemps qu'à l'ordinaire et sommeil trop long, le matin.* Sommeil troublé la nuit par ébullition de sang, coliques et diarrhée. Cris des enfants et *mouvements convulsifs des mains* dans le sommeil.

T. — Vertige, principalement en montant l'escalier, ou une hauteur quelconque. Maux de tête avec nausée et envie de vomir, surtout le matin vers dix heures. Maux de tête avec plénitude et pression dans le front au-dessus des yeux et dans la racine du nez. *Congestion dans la tête*, surtout dans l'occiput, *avec douleurs pulsatives.* Sensibilité du cuir chevelu au froid et au mauvais temps. Espèce de plica.

Y. — Inflammation des yeux, surtout dans les angles, avec excoriations des bords des paupières, prurit et pression, et collement nocturne des paupières.

O. — Inflammation et gonflement des oreilles, avec élancements et écoulements de pus, et mal de tête lancinant. Accès de bouchement et de surdité. *Bruissement et mouvement* dans les oreilles avec douleurs tiraillantes dans le vertex.

N. — Excoriation, croûtes sèches et gonflement dans les mains avec douleurs ; fourmillement dans le nez ; hémorrhagies nasales. Eternuements avec très forts élancements dans le côté droit de la poitrine.

F. — Fluxions inflammatoires érysipélateuses des joues, avec douleur dans les pommettes, surtout en riant. Eruptions boutonneuses et dartreuses à la face, au nez et autour de la bouche. Gonflement de la lèvre supérieure, avec douleur brûlante d'excoriation.

D. — Maux de dents cariées, surtout dans le mauvais temps, avec fluxion inflammatoire des gencives et des joues ; gonflement et ulcères dans les gencives ; saignement des gencives. L'eau froide et l'attouchement avec la langue empire les maux de dents ; la fumée du tabac les améliore.

B. — Aphthes dans la bouche et sur la langue, qui saignent facilement.

G. — Sécheresse dans la gorge. Mucosités dans la gorge, difficiles à arracher.

E. — Nausée et envie de vomir en voiture. Vomissement de mucosités aigres après le déjeuner. *Pression dans l'estomac après chaque repas*, avec souffrances abdominales. Douleur constrictive dans l'épigastre ou tortillement qui passe dans le dos et y cause des élancements.

A. — Douleur dans les hypochondres, surtout en allant en voiture. Pincement dans le bas-ventre, avec diarrhée. Colique et distension du ventre avec diarrhée après chaque repas. La pipe donne la colique et une tendance à la diarrhée. Selles fréquentes, molles. Selles muqueuses ; écoulement de sang par l'anus avec faiblesse et maux de reins. Prurit à l'anus.

U. — Ischurie et dysurie. Fréquente émission d'urine la nuit. *Odeur fétide de l'urine.*

P. — Défaut d'appétit vénérien. Erections douloureuses et sans désir le matin, en se promenant.

M. — *Règles hâtives et trop abondantes*, mais pâles, avec tranchées, nausées et douleurs depuis l'estomac jusqu'au sacrum. *Leucorrhée corrosive. Stérilité*, flux de lait par les mamelles qui se coagule tout de suite.

R. — Elancements dans la poitrine, surtout du côté droit, pendant la toux, l'inspiration et le bâillement. Douleur tiraillante dans les muscles intercostaux du côté droit par le plus léger mouvement des bras avec incapacité de coucher sur ce côté. Gêne de la respiration, besoin d'inspirer profondément. Pression constrictive de la poitrine, surtout en montant. Les douleurs de poitrine sont mitigées en couchant sur le dos, en marchant lentement, ou en pressant dessus avec la main. Sensation comme si le cœur était à droite.

L. — Douleur rhumatismale à la nuque qui passe dans l'épaule et puis dans le dos, surtout en marchant. Douleur au sacrum, surtout en restant assis ou en se baissant. Furoncle dans l'aisselle.

X. — Douleur pulsative au bout du pouce, jour et nuit, qui

réveille la nuit. Douleurs brûlantes, chaleur et rougeur des doigts comme des engelures. Les mains semblent couvertes d'une toile d'araignée. Pustules suppurantes avec enflure des doigts.

Z. — Inflammation érysipélateuse et gonflement des jambes et des pieds, surtout après la danse. Douleurs brûlantes, chaleur et rougeur des orteils, comme des engelures. Douleur d'excoriation dans le talon ; *élancements dans la plante des pieds. Elancements dans les cors, surtout dans un temps humide ou pluvieux.*

Q. — Eruptions herpétiques. Boutons blanchâtres avec auréole rouge. Vésicules purulentes et phagédéniques. Inflammations érysipélateuses avec gonflement et tension douloureuse de la partie affectée. Tendance des plaies et des ulcères à la suppuration. *Les petites lésions à la peau suppurent longtemps et guérissent avec peine.*

V. — Frisson et froid, même auprès du feu et au lit. Fièvre vespertine avec frisson, chaleur avec soif, sueur surtout à la poitrine.

Généralités. — Malaise général qui ne permet pas de rester long-temps à la même place. Souffrances après une conversation animée, après des travaux d'esprit ou par le mouvement de la voiture. *Manque de force,* surtout dans les articulations. Attaques de syn-cope avec fourmillement et tremblement des pieds, et nausées. Douleurs lancinantes et tiraillantes. Les souffrances se manifestent ou s'aggravent dans le temps humide ou pendant le repos.

6. CARBO ANIMALIS.

I. — Humeur changeante, tantôt gaie, tantôt chagrine, et grande disposition à se fâcher, avec des idées tristes qu'on ne peut chasser.

J. — Sommeil agité et délirant.

T. — *Vertige le matin.* Vertiges et nausées en se redressant et qui se dissipent en se courbant ou en se couchant. Mal de tête le matin, comme le lendemain d'une ivresse. Poids à l'occiput. Mal de tête que l'air froid augmente. Sensation comme s'il existait quelque chose au front, au-dessus des yeux, qui empêchât de regarder en haut. Sensibilité du cuir chevelu à la pression du chapeau.

Y. — *Grande presbyopie avec dilatation des pupilles.*

O. — *Bruissement dans les oreilles. Ecoulement des oreilles.* Gonflement des parotides.

F. — *Un grand nombre de boutons à la face,* indolents, ampoules aux lèvres. Taches d'un rouge clair au visage, lisses, élevées au toucher. *Erysipèle au visage.*

N. — Nez bouché au point qu'on ne peut respirer. Gonflement et rougeur du nez, surtout au bout, qui est gercé et brûlant. Douleurs des os du nez.

D. — *Vacillation des dents.* Gencives rouges gonflées et très douloureuses.

B. — Amertume de la bouche. Ampoules brûlantes dans la bouche. Mauvaise haleine.

G. — Sécheresse de la gorge sans soif.

E. — *Nausées la nuit. Renvois qui s'arrêtent dans la bouche avec douleur. Faiblesse d'estomac où presque tous les aliments occasionnent des dérangements.* Pression à l'estomac, même à jeun, et le soir au lit après s'être couché. *Crampes d'estomac.* Borborygmes bruyants dans l'estomac et le ventre.

A. — Gonflement considérable du ventre. *Pression et tranchées dans la région du foie. Déplacement de vents.* Vents puants. Selles dures et nouées, ou remplacées par de vains ténesmes et des vents. Suintement gluant et inodore au périnée. Hémorrhoïdes gonflées et cuisantes.

U. — Ecoulement d'urine augmenté. Incontinence d'urine.

P. — Pollutions fréquentes.

M. — *Flueurs blanches aqueuses en marchant,* et en se tenant debout. Flueurs blanches qui tachent le linge en jaune. Lochies très fétides et puantes chez les femmes en couches.

R. — Toux avec expectoration, provenant d'une sécheresse au gosier le matin. Asthme le matin et après le repas. Sensation de froid dans la poitrine. *Boutons douloureux sur la poitrine. Erysipèle des seins* chez les femmes en couches.

L. — Elancements au-dessus des lombes, en respirant profondément. *Douleurs pressives dans les reins.*

X. — *Engourdissement des mains. Raideurs arthritiques* dans les articulations des doigts.

Z. — Gonflement inflammatoire aux pieds et aux orteils, avec chaleur et douleur comme s'ils avaient été gelés. Crampes dans les orteils.

H. — Douleurs de pression dans les articulations et les muscles. Tous les membres sont comme engourdis, principalement à la tête. Facilité à se donner un effort.

V. — Le soir frisson au lit et transpiration pendant le sommeil. Pieds et mains extraordinairement froids, le soir. Chaleur nocturne, *sueur nocturne affaiblissante, principalement aux cuisses*. Forte transpiration sous les aisselles.

Q. — Gonflement, endurcissement et douleurs des glandes lymphatiques. Endurcissement des glandes axillaires.

Prurit général sur tout le corps, principalement le soir. Inflammations érysipélateuses. *Engelures*.

Généralités. Excessive sensibilité au grand air. On est aisément épuisé par la marche. Ebullition du sang, et grande propension à avoir trop chaud.

7. CARBO VEGETABILIS.

I. — Anxiété, propension à s'effrayer ; crainte des fantômes pendant la nuit. Irritabilité, emportement et fâcheries. Incapacité de penser ; idées fixes. Faiblesse de la mémoire subite, périodique.

J. — Grande somnolence pendant la journée. *Insomnie à cause de l'agitation physique*. Sommeil délirant et réveil en sursauts occasionnés par des rêves pénibles.

T. — Mal de tête comme celui qui provient d'un échauffement. Mal de tête avec battement après le repas et le soir. Mal de tête par suite de nausées. Mal de tête comme si les téguments se crispaient. Afflux de sang vers la tête. *Pesanteur de la tête*. Sensibilité douloureuse du cuir chevelu à la pression. Les cheveux tombent beaucoup.

Y. — Grande myopie. Taches noires devant les yeux. Douleurs dans les yeux après des efforts de la vue. Pression dans les yeux. *Prurit autour des yeux ; les paupières se collent la nuit par la chassie*.

O. — Sensation d'obstruction. Douleur dans les oreilles le soir. Bruissement dans les oreilles. Ecoulement d'un pus puant par l'oreille. *Manque de cérumen*, ardeur et rougeur de l'oreille à l'extérieur tous les soirs. Gonflement des parotides.

F. — Grande pâleur de la face, puis jaunâtre et jaune ictérique de la face. Boutons au visage. Douleur dans les os de la face. Gonflement et gerçure des lèvres.

N. — Nez bouché. — Hémorrhagies nasales, fréquentes et abondantes avec une grande pâleur du visage avant et après.

D. — Vacillation prolongée des dents. Maux de dents avec sensation de contraction. Tiraillement et déchirement dans les dents. Saignement des gencives. Ulcération des gencives. Les gencives des dents incisives se détachent et se retirent.

B. — Amertume de la bouche ; *goût salé, surtout des aliments.* Sensation de rudesse dans la bouche et sur la langue, comme le lendemain d'une débauche de vin. *Sécheresse ou flux d'eau dans la bouche.* Haleine puante.

G. — Mal de gorge comme si le gosier était enflé. *Sensation de grattement dans la gorge.* Sensation de contraction qui gêne la déglutition. *Beaucoup de glaires sont arrachées de la gorge par les efforts d'expectoration.*

E. — Faim et soif très vives. Aversion prolongée pour la viande. Digestion difficile. Renvois amers, ou renvois d'air. Renvois d'aliments gras. Les aliments reviennent dans la bouche. Aigreur dans la bouche après le repas. Après avoir mangé, sensation de vide et pression à l'estomac. *Sueurs après le repas.* Le *bas-ventre* est extraordinairement gonflé par les vents après le repas. Nausées le matin. Nausées continuelles. Accumulation d'eau dans la bouche pendant la nuit, comme la produit la présence des vers.

Crampes de l'estomac, avec sensation d'une pression brûlante, beaucoup de vents et sensibilité extrême du creux de l'estomac. Maux d'estomac chez les nourrices. Vomissement de sang.

Elancements sous les côtes. Coliques venteuses. Tranchées au-dessus du nombril, tirant du côté gauche au côté droit, avec sensation de paralysie de la cuisse droite. Accumulation extraordinaire de vents, avec chaleur dans tout le corps.

Selles difficiles, quoiqu'elles ne soient pas dures, avec des ténesmes violents ; brûlure à l'anus et douleurs dans le bas-ventre, comme dans l'accouchement. Un mucus filant et jaunâtre entoure la selle, dont la dernière partie est du sang pur. *Selles liquides et pâles. Constipation.* Douleur de tumeurs hémorrhoïdales. Hémorrhoïdes fluentes. Ecorchure et suintement du périnée.

U. — *Difficulté d'uriner avec ténesme fréquent jour et nuit. Pissement au lit pendant la nuit.* Urines très foncées. Urines rouges comme si elles étaient mêlées de sang. Diabète.

P. — Appétit vénérien, idées voluptueuses contre nature. Ejaculation trop prompte dans le coït. Pollutions très fréquentes. Taches rouges, lisses, humides, au gland.

M. — *Règles avant terme,* précédées de douleurs de crampes dans le ventre. Règles trop abondantes.

R. — Enrouement continuel. Le matin ou le soir, enrouement qui augmente en parlant. (Catarrhe et mal de gorge pendant la rougeole.) Bronchite. Toux spasmodique à trois ou quatre accès par jour. Le soir, toux spasmodique qui dure longtemps. Toux avec crachement de sang et douleur brûlante dans la poitrine. *Oppression de la poitrine.* Souffrances asthmatiques provenant d'une *hydropisie de poitrine.* Haleine courte en marchant. Souffrances des bronches. *Douleur de gerçure et d'ulcération* dans la poitrine. Phthisie pulmonaire. Taches brunes sur la poitrine. Inflammation des seins.

C. — Ardeur dans la région du cœur.

L. — Douleur tiraillante dans le dos.

X. — Chaleur dans les mains.

Z. — Sueur des pieds. Orteils rouges et gonflés, avec des élancements douloureux, comme s'ils avaient été gelés. Ulcère indolent à la pointe des doigts et des orteils. Crampe au mollet. Varices aux jambes chez les femmes grosses.

V. — Fièvre intermittente avec la soif pendant le frisson. Le soir et la nuit frissons fébriles, suivis de bouffées de chaleur. Sueurs aux pieds. Une odeur aigre, sueurs nocturnes.

Q. — Prurit général le soir, en se réchauffant dans son lit. Eruption granulée très fine. Taches d'envie d'un rouge brun. Millaire pourprée. Les ulcères aux jambes *saignent facilement,* sécrètent un pus âcre et sanieux, et occasionnent des douleurs brûlantes.

S⩗. — Endurcissement des glandes.

Généralités. Engourdissement des membres. Douleurs dans les membres comme s'ils étaient démis ou courbaturés. *Le matin en sortant du lit les membres sont brisés.* Tremblement et saccades isolées dans les membres pendant le jour. Douleurs déchirantes rhumatismales dans les extrémités. Douleur brûlante dans les membres, dans les os et les ulcères. Douleur comme après une ivresse de la veille. Grand accablement allant quelquefois jusqu'à la défaillance, le matin dans le lit ou en commençant à marcher. Vers le soir, accablement général avec penchant d'appuyer la tête et de se reposer. La plus grande partie des symptômes se manifeste pendant la marche au grand air. *Facilité de se refroidir.*

8. CAUSTICUM.

I. — Tristesse hypochondriaque. Inquiétude, appréhension et grande angoisse ; peur, surtout la nuit. Irascibilité et emportement. Esprit querelleur. Faiblesse de mémoire. Facilité à se tromper en parlant.

J. — Envie de dormir, comme somnolence comateuse le jour. Insomnie nocturne causée par anxiété, chaleur sèche et autres incommodités, avec sursauts fréquents. Rêves anxieux.

T. — Tête sombre et vide, cerveau comprimé. *Elancements, surtout dans les tempes ;* la partie postérieure est engourdie. Tension et contraction du cuir chevelu.

Y. — *Blépharite* ; yeux chassieux. *Ophthalmie scrophuleuse. Ulcération des yeux.* Commencement d'une amaurose ou d'une cataracte ; *des taches noires voltigent devant les yeux.*

F. — Eruption au visage de boutons rouges ; la face est jaune, surtout aux tempes, et les lèvres sont bleuâtres. Douleurs arthritiques, tensives dans la face, aux pommettes et aux machoires. Gonflement inflammatoire dans le menton avec douleur brûlante.

O. — Otalgie avec douleur pressive vers le dehors, douleurs d'excoriation dans les oreilles. Ecoulement purulent et de mauvaise odeur. *Murmure, bourdonnement dans la tête et devant les oreilles.* Gonflement de l'oreille extérieure avec élancement et douleur brûlante.

N. — *Eruption au bout du nez.* Verrues par le nez et les paupières. Mouchement de sang tous les matins.

D. — Vacillement douloureux et allongement des dents, qui semblent chassées de leurs alvéoles. Elancements dans les dents. Suppuration prolongée dans une gencive. Fistule dentaire.

G. — *Soif vive.* Mal à la gorge en faisant des efforts comme si elle était déchirée ; sensation de froid remontant dans la gorge.

Souffrances occasionnées par l'accumulation de mucosités dans la gorge et au fond du palais. Gonflement des glandes antérieures du cou, ressemblant au goître.

B. — Sorte de paralysie de la langue (guérie par le causticum). Douleur d'excoriation et de brûlure dans l'intérieur de la bouche et au bout de la langue. *Grande sécheresse de la bouche.* Accumulation de salive et de mucosités provenant de la gorge.

E. — Pression et sensibilité de l'estomac. Douleurs spasmodiques. Pression après avoir mangé du pain. Maux d'estomac, avec chaleur à la tête, que chaque mouvement brusque augmente, mais qui sont soulagés par la position couchée, et *avec horripilation quand les douleurs s'aggravent.* Nausées après le repas; vomissement d'une eau acidulée, suivi de rapports acides.

A. — Ballonnement du ventre, douloureux et tensif, *ventre gros chez les enfants.* Pression à la partie supérieure du ventre et aux hypochondres, et *élancements* dans la région du foie. Pression dans le bas-ventre ; sortie de vents ; tranchées vaines et fréquentes, avec douleur, sentiment d'angoisse et rougeur à la peau. *Constipation chronique.* Selles grumelées ou très claires. Tranchées dans le rectum en allant à la selle.

U. — Ténesmes urinaires fréquents avec soif et émission peu abondante d'urine. Sensation de brûlure en urinant ; piquée avant et après avoir uriné. Sortie involontaire de l'urine en toussant, éternuant et marchant.

P. — Pollutions fréquentes ; écoulement de liqueur prostatique après les selles ; éjaculation d'un sperme sanguinolent dans le coït. Manque d'érection. Ulcères et croûtes pruriantes à la partie intérieure du prépuce. Prurit aux parties génitales.

M. — Règles retardées, mais plus abondantes, avec écoulement de sang en gros caillots. Chez les jeunes filles, la menstruation apparaît difficilement. Leucorrhée très abondante avec l'odeur des règles. Stérilité avec règles tardives. Crampes de matrice.

R. — Obstruction des narines. Enrouement rauque et prolongé, surtout soir et matin. Sensation d'écorchure dans le larynx hors de la déglutition. Élancements à la poitrine et au thorax en respirant profondément et pendant le travail corporel. Douleur dans les hanches en toussant. *Toux courte.* Toux sèche, creuse, avec douleur d'ulcération dans la poitrine. Asthme spasmodique.

C. — Élancements dans le cœur. Oppression de cœur avec

mélancolie. Palpitation. Gonflement lymphatique du cou. *Raideur douloureuse du dos*, surtout en se levant après avoir été assis. Tiraillement et déchirement dans les omoplates. Douleurs au bas des lombes, où chaque mouvement répond avec douleur.

X. —Douleurs arthritiques et rhumatismales dans les membres. Tiraillements dans les bras. Douleur pressive au dessus des coudes. *Sensation de plénitude dans la main en prenant quelque chose.* Engourdissement douloureux dans un doigt. Elancement depuis le doigt jusqu'au coude. Rétraction et raideur des tendons des doigts.

Z. — Pieds froids. Enflure des pieds. Marche incertaine et facilité à tomber chez les enfants. Raideur tensive dans les articulations des jambes et des pieds. En s'appuyant sur la jambe, douleur de luxation dans l'articulation de la hanche et du pied. Déchirements violents dans les articulations qui s'apaisent dans le lit et par la chaleur. Ulcères autour des ongles.

Q. — Prurit violent, surtout au dos et aux mollets. Eruptions ressemblant à la gale. Eruptions miliaires et urticaires. Dartres pruriantes et humides. Vésicules rougeantes. Verrues, panaris, varices douloureuses. Les éruptions affectent surtout la nuque, le dos et les extrémités supérieures et inférieures. Grande sensibilité aux courants d'air. Sueurs abondantes en marchant à l'air. Sueurs nocturnes.

V. — *Fort frissonnement*, la nuit, avec douleur au dos, suivi d'une transpiration générale.

Généralités. —Douleurs musculaires rhumatismales, arthritiques. Douleurs dans les articulations. Raccourcissement des tendons. Convulsions; spasmes épileptiques; paralysie. Grippe opiniâtre. Le soir, inquiétude insupportable dans les membres. Etant assis, agitation dans les membres et resserrement du cœur. Faiblesse paralytique et défaut de fermeté dans les membres hors du lit. Le soir, particulièrement, grande lassitude et un abattement de tout le corps. Les douleurs s'aggravent généralement le soir, ou par la marche à l'air libre. Dans la chambre disparaissent les symptômes qui s'étaient manifestés en plein air ; il reste seulement un peu de douleur pressive à la tête. *Le café semble aussi aggraver tous les symptômes.*

Beaucoup de souffrances que ce remède produit sont semi-latérales.

9. CUCUMIS COLOCYNTHIS.

I. — Grande anxiété. Mauvaise humeur extrême.

J. — Insomnie ou sommeil agité. On dort presque toujours sur le dos, un bras sous la tête, l'autre dessus.

T. — Très violents maux de tête, qui se dissipent au grand air. Douleur pressive sur le devant de la tête, plus forte en se baissant et en se couchant sur le dos. Accès de goutte du côté gauche de la tête, qui reviennent journellement vers cinq heures de l'après-midi. Pressante et serrante douleur de tête, d'un seul côté.

Y. — L'œil droit est enflammé avec douleur brûlante, picotante, incisive et lancinante dans tout le globe, dans l'angle interne de la paupière supérieure.

F. — Déchirement et tension au côté gauche de la face jusque dans l'oreille et dans la tête. Boutons qui causent une douleur cuisante lorsqu'on y touche.

O. — Douleur lancinante et élancements pruriteux dans l'oreille, et pression derrière l'oreille.

N. — Violent prurit dans la narine gauche. Pulsation douloureuse et fourmillement dans le nez depuis le côté jusqu'à la base.

D. — Douleurs dans les dents inférieures.

G. — Grande soif.

E. — Nausées et vomissements. Pression dans l'estomac.

A. — Maux de ventre très violents ; douleurs de différente nature, tantôt tranchées ; saisissements ou contractions spasmodiques qui forcent à se courber avec agitation générale de tout le corps, et horripilation qui remonte du bas-ventre, comme si les intestins étaient noués. Pincement et arrachement dans le ventre, qu'un fort mouvement modère. Sensibilité extrême du bas-ventre, qui est comme brisé. Tranchées dans le ventre, comme si on le coupait avec des couteaux, accompagnées de frissons et déchirements qui descendent dans les jambes. Douleur dans l'aine, comme si une hernie allait sortir, et, en appuyant la main, comme si une hernie rentrait.

Gonflement du ventre avec coliques, comme si l'on arrachait les intestins entre deux pierres, et avec émission de vents.

Tous les maux de vents provoqués par colocynthis cèdent à une tasse de café, après laquelle il faut tout de suite aller à la selle.

Selles diarrhéiques d'un jaune verdâtre, écumeuses, et d'une odeur aigre ou de pourri. Dyssenterie avec matières glaireuses et sanguinolentes. Constipation. Ecoulement de sang par l'anus. Hémorrhoïdes borgnes, tuméfiées et douloureuses. Contraction de de l'anus en allant à la selle.

U. — Diminution des urines. L'urine a une odeur insupportable, et devient bientôt épaisse comme du blanc d'œuf.

P. — Impuissance totale. Rétraction du prépuce et des testicules.

R. — Petite toux le soir, surtout en fumant ; toux sèche provoquée par une irritation chatouilleuse fréquente dans le larynx. Accès d'asthme la nuit ; forte oppression de poitrine ; sifflement en inspirant, quelquefois avec élancements sourds dans la poitrine. Nodosités douloureuses dans les mamelles.

L. — Tension dans le cou et dans les omoplates ; douleurs tensives et lancinantes au-dessus des hanches, dans une lombe ou dans la région des reins, plus forte pendant qu'on est couché sur le dos.

Z. — La cuisse droite en marchant est douloureuse, comme si le psoas était trop court ; coxalgie, tension tiraillante, déchirement lancinant dans la cuisse. Les genoux sont comme perclus. Elancements dans plusieurs endroits des jambes, principalement dans le repos. Pesanteur et tremblement des jambes.

H. — Raideur de toutes les articulations. Crampes douloureuses dans toutes les parties du corps. Elancements déchirants qui parcourent le corps dans toute sa longueur. Raccourcissement des tendons quelquefois général, avec contraction de tous les membres, au point que le malade ressemble à un hérisson.

Q. — Prurit fatigant, mordicant, qui ne cesse pas en se grattant, ou grande agitation de tout le corps, principalement le soir au lit, et suivi de transpiration. Eruptions qui ressemblent à la gale. Distension et exfoliation de toute la peau.

V. — Froid et frisson avec chaleur à la face, sans soif ; sueurs nocturnes d'une odeur d'urine, principalement à la tête, aux mains, aux cuisses et aux pieds.

Généralités. — Abattement complet des forces. Syncope avec froid aux parties externes. Fatigue dans tous les membres en marchant au grand air, comme après une longue course, avec pesanteur des jambes et tremblement. Les souffrances de colocynthis sont la plupart semi-latérales.

LETTRE DU DOCTEUR MURE A SON PÈRE

Gênes, 6 août 1854.

Mon cher père,

A l'heure qu'il est, on bat le rappel dans les rues qui se couvrent de patrouilles pour contenir le peuple à qui la municipalité refuse des médecins homœopathes.

Le maire de la ville nous ayant refusé des secours qu'il accorde à tous les autres médecins, et ayant fait poursuivre mes élèves pour exercice illégal de la médecine, j'ai fermé mon dispensaire et renvoyé le torrent des malades à la municipalité.

Comme il n'y a que nous qui avons sauvé des cholériques, on veut de l'homœopathie à tout prix, et il est probable que le palais municipal sera un jour ou l'autre saccagé par la populace furieuse.

Pour ne pas avoir la responsabilité de ces désordres, je quitte Gênes, où j'ai plus fait en six mois pour ma propagande que je n'eusse fait en deux ans, si le choléra n'était apparu tout à coup.

Du reste, la place n'est plus tenable. Le choléra me cause des dépenses énormes pour ma position. La ville ne m'aidant pas et les malades ne payant pas un sou pendant ces temps de calamité publique, tout retombe sur moi, et j'ai dépensé près de sept mille francs en douze jours. Vu le résultat obtenu, je ne les regrette pas ; mais je ne veux pas rester encore une fois sans un sou dans ma poche ; je sais trop que c'est une mauvaise recommandation pour se présenter dans ce monde. J'empoche donc à la hâte ce qui me reste de pièces de cent sous et je fais faire mes malles.

Je passe à Lyon, espérant t'y voir, ainsi que mon oncle Boissard. Mais je n'aurai qu'un temps très court à y passer. Mes effets sont à Marseille, et l'on m'écrit d'Alexandrie, qu'un agent du nouveau pacha d'Egypte doit s'y trouver au milieu de ce mois et désire m'entretenir sur les moyens de fonder au Caire une école d'homœopathie.

Ce sont mes amis et disciples qui sont ministres et secrétaires de Saïd-Pacha. Je ne dois donc pas négliger cette veine.

Je serais bien heureux de te voir à Lyon le 12 ou le 13 de ce mois, pour te communiquer mes projets et prendre tes conseils. Fais donc le petit effort de faire cette promenade. Lyon est sain, Lyon n'a pas le choléra. Viens y passer quelques semaines.

Ne crois pas que ce soit un guet-apens que je te tende pour te demander de l'argent ; malgré l'accroc du choléra, il me reste quelques sacs d'écus, et désormais, grâce aux recettes que j'ai faites à Gênes, j'ai de quoi aller de l'avant.

Si tu ne peux venir, je t'écrirai plus au long.

Adieu, conserve-toi et crois-moi ton fils dévoué,

Docteur B. MURE.

J'ai eu deux fois le choléra et je crache le sang à la suite des fatigues excessives de douze nuits passées à sauver les cholériques ; mais, grâce au ciel, je vais me reposer, et mon cœur est inondé de joie en voyant le zèle et l'intrépidité de mes élèves : des saints, des héros, des martyrs ! ! !

Jamais plus beau spectacle n'a appelé les regards du ciel sur la terre !

Des avantages de l'homœopathie.

L'exercice de l'homœopathie est surtout utile aux voyageurs, aux habitants des campagnes, aux émigrants en Algérie ou dans toute autre colonie ou pays éloigné, aux marins et à tous les hommes qui cherchent un nouvel emploi à l'activité de leur esprit. L'homœopathie procurera des avantages inappréciables à toutes les personnes qui tiennent à leur propre santé, ou qui s'intéressent à la santé de leurs semblables ; à tous les amis du progrès, à tous les jeunes gens qui veulent se faire un avenir, enfin à tous les hommes d'intelligence qui veulent juger par eux-mêmes de la valeur de la nouvelle doctrine.

S'il faut des faits pour justifier des paroles qui paraîtront exagérées à bien des cerveaux rétrécis, nous pouvons en apporter de nombreux. Partout où nous avons installé en grand le mouvement de la propagande homœopathique, nous avons vu diminuer la mortalité : à Malte, en 1837 ; en Sicile, en 1840, où le grand hôpital a vu plus d'un tiers de ses lits vacants ; à la colonie du Sahy, où pas un des colons traités par l'homœopathie n'a succombé ; à Rio de Janeiro, où en cinq ans la mortalité a baissé dans la proportion de 7, 294 à 4,455, et où le chiffre des naissances a monté dans une proportion analogue.

Posons des chiffres pour Paris et pour la France, et voyons ce que nous pouvons et devons espérer. Le sujet est assez grave pour que nous subissions l'ennui des chiffres. Voici un petit tableau statistique en nombre rond suffisamment exact pour notre usage. On notera que la durée d'une maladie est à peu près d'un mois en moyenne :

	NAISSANCES.	DÉCÈS.	MALADES.	
Par an,	1,000,000	850,000	6,000,000	pour la France
Chaque jour,	2,700	2,300	500,000	entière.
Par an,	43,000	37,000	270,000	pour Paris.
Chaque jour,	115	100	22,500	

On voit par là, qu'en sus des 500 mille hommes auxquels notre civilisation perfectionnée enseigne méthodiquement à égorger leurs semblables, elle a pareil nombre d'invalides cloués dans leur lit par la médecine de la faculté, qui les prépare à mourir en leur rendant la vie si dure par ses médications qu'ils finissent par attendre la mort comme un bienfait.

Eh bien, aussi vrai que la rigueur mathématique permet de compter sur un calcul, il est certain que dès demain l'homœopathie généralisée pourrait licencier cette douloureuse armée de la souffrance, et réduire d'un mille par jour ce tribut de morts quotidiennes que nous payons à la médecine des contraires.

VIE DU DOCTEUR MURE

Qu'on me permette, pour terminer ce livre, de résumer la vie extraordinaire de son auteur :

Benoit-Jules MURE naquit à Lyon, le 4 mai 1809, au sein d'une famille de négociants aisés, qui demeuraient dans la rue Mercière (1). Sa naissance fut prématurée. Sa mère le mit au monde après sept mois de grossesse seulement. Le jeune Mure naquit débile et resta maladif toute sa vie. Ce fut là le commencement de ses peines. Les enfants qui ne font pas l'orgueil de leurs parents sont souvent malheureux, et une tristesse précoce jette un voile sombre sur toute leur vie. Ne pouvant, vu la faiblesse de sa constitution, entrer dans aucune carrière qui exigeât une force soutenue, il fut de bonne heure rêveur et méditatif, et l'isolement dans lequel il se plongea le rendit apte aux études scientifiques, dans lesquelles il devait exceller.

(1) Mure fut le fils unique de M. Mure et de Mme Boissart, l'un et l'autre nés à Lyon. Outre une bonne dot, l'épouse avait apporté à son mari des qualités bien plus précieuses. Son intelligence et son activité aidèrent puissamment à former une jolie fortune. Mure père inventa le crêpe. A cette branche de commerce, qui devint considérable, les soieries furent adjointes. La maison se mit sur un pied grandiose pour cette époque. Le personnel était nombreux : on avait des caissiers, des commis, des domestiques, etc. Le jeune Mure eut pour veiller sur son enfance une institutrice et une gouvernante.

Les époux Mure occupèrent plusieurs logements, sans doute pour s'agrandir successivement. Après la rue Mercière, ils habitèrent la rue Romarin, et en dernier lieu la rue Saint-Sébastien. Ils possédaient, à Fontaine-sur-Saône, riant village voisin de Lyon, une splendide propriété, où, dans la belle saison, ils allaient passer leurs jours de loisirs. Le souvenir de cette villa ne s'effaça jamais du souvenir du Dr Mure, car il aimait à revenir sans cesse sur les joies qu'il avait goûtées en ce lieu, témoin de ses premières effusions devant les charmes de la campagne et les beautés de la nature, et confident de ses premières rêveries et de ses premières études. Aussi c'était avec des yeux pleins de larmes qu'il disait parfois : « Mon père a vendu cette villa ; il n'a pas voulu me la donner en dot ; j'eusse abandonné une partie de ma fortune pour cette campagne si pleine des souvenirs de ma jeunesse. »

Le jeune Mure grandit, mais avec l'âge se développa en lui une terrible affection : la phthisie pulmonaire. Il fut traité, mais à son grand préjudice, par des sommités allopathiques, notamment par le fameux Magendie. Cela lui fit connaître, par une cruelle expérience, l'inanité ou la barbarie de l'école officielle. Etant allé en Sicile pour y respirer un air plus doux, obéissant en cela à la dernière ressource des allopathes aux abois, on lui apprit qu'il aurait pu guérir sans sortir de sa ville natale, où l'introducteur de l'homœopathie en France, le docteur Comte Sébastien des Guidi faisait des cures renommées. Revenu à Lyon, il y fut en effet guéri, malgré l'état très avancé de sa maladie, par le célèbre homœopathe. Cela se passa en 1833, et Mure voua dès lors toute son activité à la propagation du nouvel art, et dépensa une fortune patrimoniale de plus de cinq cent mille francs à cette œuvre humanitaire.

Il propagea d'abord l'homœopathie en Sicile et à Malte. En 1837, il ouvrit le magnifique dispensaire de Palerme, qui est un des plus beaux de l'Europe, et qui plus tard fut converti en académie royale de médecine homœopathique.

En 1839, il fonda, à Paris, le grand dispensaire de la rue de la Harpe, où il reçut, avec ses collaborateurs, plus de mille malades par semaine. En moins d'un an, le nombre des homœopathes parisiens, qui était à peine de douze à quinze, arriva à près de cent. Il avait à cette époque quatre journaux à sa disposition.

Le 12 décembre 1842, il ouvrit un institut d'homœopathie pure au Brésil, et fonda à ses frais une école où douze professeurs enseignèrent toutes les branches de l'art de guérir dans l'esprit de la doctrine de Hahnemann.

Cette école a donné des diplômes qui, malgré l'opposition du gouvernement brésilien, ont été acceptés par toute la population, et dont la magistrature brésilienne a reconnu la validité dans le principe. Chaque fois qu'un malade mourait pendant un traitement homœopathique, les homœopathes qui en étaient chargés étaient accusés d'empoisonnement et emprisonnés, mais tous furent acquittés unanimement par les juges, et bientôt la cause de la liberté fut acquise dans toute l'Amérique du Sud. Vingt-cinq dispensaires furent fondés dans la seule province de Rio de Janeiro, et cinquante dans le reste de l'empire. Des missions habilement dirigées portèrent l'homœopathie à Bahia et dans le reste du Brésil.

Un ouvrage intitulé : *Pratica elementar da homeopathia*, fut tiré à plus de dix mille exemplaires et popularisa l'homœopathie dans les plantations de cannes à sucre, où la santé des nègres fut sensiblement améliorée. La mortalité des nègres était, jusqu'en 1842, de dix pour cent ; aujourd'hui, partout où l'homœopathie pénètre, elle balance entre deux ou trois pour cent.

Ainsi le Brésil, qui ne peut être cultivé que par des nègres, et qui aurait disparu du rang des nations par la suppression de la traite, a échappé à une crise terrible, et aujourd'hui il renonce volontairement à l'importation des nègres africains, puisqu'il est sûr de la conservation de ceux qui naissent dans son sein.

La mortalité de Rio, qui était, en 1842, de 7,294, a descendu à 4,455. Pour la première fois, cette plage, mortelle aux Européens, a vu, après trois cents ans, le chiffre des naissances égaler celui des morts.

Le docteur Paitre, dans le *Journal d'Avignon*, de juin 1854, écrivait : « Il suffit, pour apprécier l'œuvre du docteur Mure au » Brésil, de noter que, pendant six ans, il a reçu de sa clientèle de » deux à trois mille francs par jour, et qu'il est retourné pauvre en » Europe. Ce qu'il a dépensé de talent et d'activité dans la polé- » mique des journaux et la propagande est incalculable. »

Plus de cinq cents élèves formés par lui ont pratiqué l'homœopathie dans toute l'Amérique du Sud.

Voici les noms des premiers médecins qui répondirent à son appel dans le Brésil : Souto-Amoural, Thomas de Silveira de Sainte-Catherine, Gama e Castro, V.-J. Lisboa, J.-V. Martins, F. Alvez de Moura, Duque Estrada, Duarte Moreira, M. Ricardo Costa, Akermann, S. Pastor, Ildefonso Gomès, Nogueira, Lemos, Cochrane, L.-A. de Castro, Proença, J.-B.-B. Pereira, Bimont, Mesquita, Fr. Soarès e Souza, Figueiredo, Cesario, etc., etc.

Les principaux homœopathes de Bahia furent : Chedifer, Rouen, Laperrière, Mellô Moraes, Carigé, Sabino Olegario.

En 1848, il recommençait une nouvelle propagande à Paris. Le nombre des homœopathes, qui arrivait à peine à une centaine, fut doublé en trois ans, et l'homœopathie fut portée à un haut degré de prospérité (1).

---

(1) Outre son action directe sur ceux qu'il a entraînés vers l'homœopathie, le docteur Mure a exercé une grande influence par ses livres sur une multitude de personnes. Parmi les médecins qui ont adopté et développé ses doctrines médicales, on peut signaler M. Adrien Peladan fils, auteur des ouvrages suivants :

Traitement homœopathique de la spermatorrhée, de la prostatorrhée, de l'hypersécrétion des glandes vulvo-vaginales et des diverses formes de ces affections, 1869, grand in-8º de 98 pages.

Voyez aussi : *L'homœopathe des familles et des médecins*, revue consacrée à la propagation de l'homœopathie parmi les médecins, les vétérinaires et tous les

Il publia dans cet intervalle plusieurs de ses œuvres. Le *Médecin du peuple* fut tiré d'abord à cinquante mille exemplaires, et la seconde édition à trente mille. Malgré ce tirage énorme, il est impossible aujourd'hui d'en trouver en France un seul exemplaire chez les libraires. J'en ai vu payer un au Caire vingt-cinq francs. Je ne m'étends pas sur l'*Armanase, ou l'Organon de la sociabilité humaine*, qui résout, conformément aux principes de l'homœopathie, le grand problème de l'organisation des sociétés, etc.

En 1852, le docteur Mure a répandu l'homœopathie à Alexandrie, au Caire et dans la haute Egypte. Le docteur Poli, le baron de Gottberg et M. Alazia furent convertis par lui à cette époque.

Il pénétra dans l'intérieur de l'Afrique, indiqua le véritable cours du Nil supérieur et la direction de ses sources.

Il popularisa, dans le Soudan, l'homœopathie, et guérit les dyssenteries qui décimaient les troupes égyptiennes dans ce pays. Taïl Effendi, un de ses élèves, guérit du premier coup dix-sept malades atteints de cette terrible maladie, qui jusqu'alors n'avait épargné personne. Tous les Européens s'initièrent au nouvel art.

Il avait résolu de fonder, sur le fleuve Blanc, une colonie humanitaire d'après les principes de son Armanase. L'homœopathie offrait de grandes ressources pour attirer les indigènes; mais, le 21 janvier 1853, il fut assassiné lâchement, et n'échappa qu'après une longue maladie aux suites de cet attentat.

En 1854, il retourna en Europe. Il fonda à Gênes un grand institut. Lors du choléra qui décima cette ville, il traita avec ses disciples huit cent soixante quatre cholériques, sur lesquels il en perdit soixante-quatorze, tandis que les allopathes en perdirent soixante pour cent. Le nom de tous les malades traités fut publié *in extenso*, et par cette publicité, que nul n'a pu contester, cette nomenclature a acquis l'évidence d'un fait notoire. En outre, sur dix mille préservés, il n'y eut que deux atteintes de choléra, mais aucun cas de mort. A Gênes aussi, il eut beaucoup à souffrir des persécutions dirigées par les [médecins officiels. Sa vie fut menacée, et il dut

amis du progrès et médecine, publiée par Adrien Peladan fils, médecin consultant, membre de l'Académie royale homœopathique de Palerme, de la Société hahnemanienne fédérative et de plusieurs autres Sociétés savantes. 1875, in-8º de IV-380 pages

Consultez encore : *Traitement héroïque de la gravelle au moyen de médicaments spécifiques*, par le même, in-8º de 16 pages, avec 1 figure.

Le même auteur doit publier prochainement un *Exposé de la triple symétrie de l'organisme humain* et une *Démonstration de la symétrie du pied et de la main, expliquée par la théorie du pouce binaire et homœologue des deux derniers orteils.*

fermer son dispensaire. C'est alors qu'eut lieu cette émeute dont M. Piort a parlé dans le *Journal de la Société gallicane.* (Séances du congrès, juillet 1855.) Le peuple se porta par deux fois sur le palais municipal, en criant : *L'Homœopathie ou la mort !* Le gouvernement dut faire venir des troupes de Turin et mettre sur pied des forces imposantes contre cette révolution, dont le principe était la liberté qu'on doit avoir de choisir à son gré le traitement qui a notre foi.

Tant de fatigues épuisèrent les dernières forces du docteur Mure, qui depuis lors se vit contraint de modérer son activité. Deux hivers rigoureux, subis en Europe, le déterminèrent à retourner en Egypte. Sa présence seule suffit à ranimer le mouvement de la propagande à Alexandrie ; cinquante personnes au moins assistaient à ses cours, dernières étincelles que ce génie lança dans ce monde. C'est au Caire que ce grand médecin s'éteignit le 4 mars 1858, à l'âge de quarante-neuf ans.

A l'occasion de la mort du Dr Mure, le *Télégraphe,* de Bruxelles, publia, le 15 juin 1858, la nécrologie suivante :

« Un des plus grands génies du siècle, le docteur Mure, ainsi caractérisé par Broussais, vient de s'éteindre sur les bords du Nil, emporté par le *kramsin, le froid* du désert.

» Né à Lyon, à sept mois, le docteur Mure a réalisé de plus grandes choses que les hommes les mieux constitués : c'était, pour ainsi dire une intelligence incorporelle détachée de la matière, comme ces anachorètes passés par les macérations à l'état de prophètes. Il a vécu quarante-neuf ans dans cet état par les soins et les conseils du grand Hahnemann, l'inventeur de l'homœopathie, à laquelle il a consacré son existence et sa fortune par reconnaissance, en entreprenant de la propager dans les quatre parties du monde.

» Il a fondé plus de cent dispensaires dans l'Amérique du Sud, en Italie, en Sicile, en Égypte, en Nubie, et jusqu'au Soudan, où il fut aidé, soutenu et défendu par Mme Liet, de Valenciennes, qui, après avoir été son élève, est devenue son collègue en sciences; ils possédèrent entre eux quatorze langues étudiées à fond par la méthode du savant Jacotot.

» Mure était à la fois, comme les grands génies du moyen âge, un ingénieur, un poète, un inventeur, un publiciste, un colonisateur, un philosophe chrétien, servant l'humanité et méprisant les hommes, avare pour lui, et dépensant une grande fortune à soulager et éclairer le monde, qui l'a méconnu, repoussé, calomnié, abandonné, comme tous les précurseurs et fauteurs de quelque vérité nouvelle. Il n'est donc pas étonnant que les autorités du Caire n'aient pas même envoyé un janissaire à son enterrement : ce qu'on accorde au dernier des médecins a été refusé au premier.

» Mure est mort au milieu des préparatifs d'un voyage qu'il allait faire au Brésil, où il était rappelé au sein de l'école homœopathique, aujourd'hui florîssante, qu'il y avait fondée. Il allait retrouver à Rio la belle propriété qui lui appartient, quand il s'est éteint sans effort et sans souffrance, car il avait épuisé la capacité de souffrir depuis le jour de sa naissance.

» Jamais il ne fut plus lucide, plus éloquent, plus prophète, enfin, que dans ses derniers moments.

» Sur sa pierre tumulaire on a gravé en français et en arabe :

TRANQUILLE ENFIN
D'ICI EST PARTI LE DOCTEUR MURE
POUR UN MONDE MEILLEUR
CE 4 MARS 1858

» Mure était un de ces esprits supérieurs que Dieu délègue de loin en loin sur la terre pour éclairer l'humanité. Mure fut un des premiers spiritualistes de notre époque ; il répétait souvent : *L'homme croit marcher, mais Dieu le mène.* Mure était un des présidents de la première *Société des inventeurs français.* Il a laissé beaucoup d'écrits empreints d'une originalité et d'une indépendance de pensées bien rares, au Brésil et dans tous les pays où il a séjourné, dans l'intérêt de sa double mission médicale et sociale.

» Les deux Organons de Hahnemann et de Jobard ne l'ont jamais quitté. « L'un, disait-il, est la pharmacopée de l'humanité, l'autre » celle de la société.

» Sa famille, qui habite Lyon, sera fort étonnée d'apprendre qu'elle vient de perdre un grand homme. »

Ces belles paroles sont du célèbre Jobard, le directeur du Musée industriel de Bruxelles.

Quant aux réformes préconisées par le docteur Mure, elles embrassent la théorie, la pratique et la propagande de notre art ; indiquons-les en peu de mots :

En *physiologie*, il admet en nous un principe *créateur* qui, sous les stimulus des aliments et des impressions, produit le tissu de tous nos organes. Cette conception originale, longuement développée dans son *Homœopathie pure*, mérite toute l'attention des médecins et des philosophes. Elle exclut complétement toute idée d'assimilation matérielle.

En *pathologie*, le docteur Mure admet, comme Hahnemann, que les maladies ne sont en réalité que des assemblages de symptômes ;

mais il ajoute que ces symptômes doivent être enchaînés selon leur ordre d'apparition, et il déclare dépourvu de valeur le symptôme qui a perdu sa filiation chronologique.

C'est d'après ce principe qu'il a publié les trente-six expériences pures de sa *Pathogénésie brésilienne*.

En *thérapeutique*, il a inventé une méthode toute mathématique, et qu'il nomme *algèbre médicale*, par laquelle il conduit le praticien de l'expérience pure au traitement des malades. Nous nous servons depuis longues années, avec un avantage évident, des tables de logarithmes dans lesquelles il a réuni tous les matériaux connus de la matière médicale. D'après ce système, chaque histoire de maladie, régulièrement décrite, amène inévitablement le choix d'un *seul* et unique médicament.

En *posologie*, le docteur a également des règles positives qui, pour chaque cas morbide, désignent rigoureusement la dilution convenable ; et, grâce à cette théorie, on prévoit et on abrège les aggravations.

En *pharmacopée*, il a fait construire de puissantes machines de porphyre qui réduisent en poudre impalpable le liége, la limaille de fer, la noix vomique et même l'*éponge crue*. Six de ces machines ont fonctionné en Europe et en Amérique.

Quant aux succussions, il insiste avec énergie pour qu'elles soient faites dans des flacons dont l'air ait été soustrait. Il évite ainsi l'oxydation des médicaments et obtient un choc beaucoup plus énergique contre les parois de la bouteille.

Tous ces procédés sont décrits dans sa *Pathogénésie brésilienne*.

Sophie LIET,
Elève et collaboratrice du Dr Mure en Egypte, en Italie et en France.

Janipha Manihot (*Kunth.*).

Jan Jatropha Manihot (Lin.). Manihot utilissima (Pohl.).

Manioca mandi. Euphorbiacées.

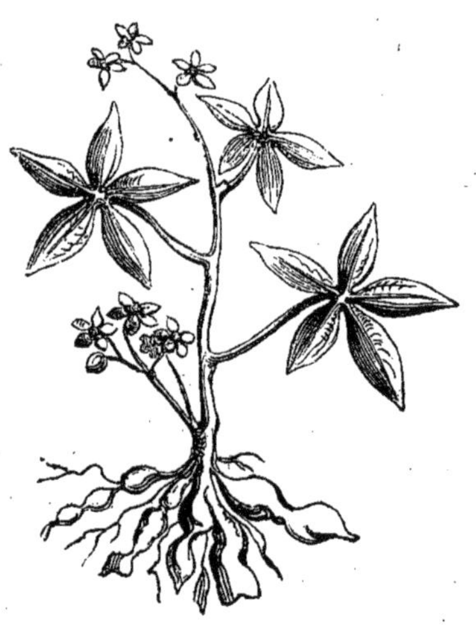

Le Manihot, très cultivé dans l'Amérique du Sud pour sa racine alimentaire, est un sous-arbrisseau à tige arrondie et rameuse, s'élevant souvent à un mètre de hauteur. Ses feuilles, d'un vert glauque et portées sur de longs pétioles, sont alternes, palmées, à cinq ou sept lobes lancéolés, lisses et très entiers. Les fleurs, qui sont monoïques, forment des panicules rameux terminaux ou axillaires ; leur périanthe est calicoïde, campanulé, à cinq divisions profondes, de couleur jaune pâle, marqué de brun à l'extrémité des divisions. Fleurs mâles, dix étamines dont les filets alternativement longs et courts viennent s'insérer sur un disque charnu qui, chez les fleurs femelles, entoure la base d'un ovaire subglobulaire à trois loges uniovulées ; pas de style, mais trois stigmates présentant six ou sept lobes épais, comprimés, formant une masse épaisse et sinueuse. Les racines, qui sont tuberculeuses et très grosses, renferment abondamment un suc laiteux, très vénéneux à l'état frais, et que l'on extrait par la pression d'abord, et par la dessiccation ensuite, de la partie féculente, qui sert de base à l'alimentation des agriculteurs brésiliens. C'est ce suc que l'on prépare par la trituration.

Le 2 juillet 1845, une grande quantité de ce dangereux liquide fut exprimée en séance publique de l'Institut, et prise à la dose d'une once par M. Joào Vincente Martins, et plusieurs élèves de l'école électrisés par son exemple, à la tête desquels on remarqua MM. Antonio de Souza Dias et Chedifer. La violence des symptômes ayant obligé la plupart des expérimentateurs à se traiter activement, le nombre des symptômes recueillis est peu considérable, mais le dévouement qui les a provoqués n'en est pas moins précieux. L'homœopathie n'est pas seulement une science de faits , elle devient une science vivante. Elle est un des rayons de la religion compréhensive de l'avenir, et ce n'est que par des sacrifices inouïs que l'on fera comprendre aux masses toute sa supériorité sur les doctrines matérialistes.

Nous avons espéré que l'exemple donné par le Brésil serait imité et compris.

Expérimentateur : Joào Vincente Martins.

1 . *Premier jour.* — Renvois, à six heures et demie du matin.
Faible sensation de sécheresse dans l'œsophage.
Légère pesanteur dans l'estomac.
Envie de dormir le jour.
5 . Soif.
Sommeil tardif.
Selles plus faciles que d'ordinaire.
Douleur au voile du palais.
Douleur dans l'intérieur des orbites.
10. Douleur dans l'intérieur de la poitrine.
Faiblesse des genoux en montant les escaliers.
Tristesse.
Faiblesse.
Etourdissements.

15. Douleur aiguë dans le bras gauche, la nuit.

> *Deuxième jour*. — En urinant, douleurs vagues dans le bas-ventre, à six heures du matin.

> Evacuation d'une grande quantité de selles claires et aqueuses, d'une odeur fétide.

> A huit heures, nouvelle envie d'aller à la selle, mais sans résultat.

> Appétit en commençant à déjeuner, et qui cesse tout à coup après avoir pris du lait.

20. Sensation de gonflement dans l'amygdale gauche.

> Sueurs abondantes pendant le sommeil, cessant au réveil.

> Selles aqueuses, verdâtres et fétides.

> Faibles douleurs sourdes dans l'estomac et les intestins, avec borborygmes.

> Douleur soudaine avec élancement dans l'urèthre au-dessus de la fosse naviculaire, pendant deux minutes.

25. Ténesme et pression dans le sphincter de l'anus, avec picotement, à trois heures du soir.

> Pesanteur de tête surtout dans le haut du front, à quatre heures du soir.

> Sommeil le jour, à quatre heures du soir.

> Songes pénibles pendant lesquels on veut sauver un enfant asphyxié et que les parents refusaient de laisser traiter.

> Etourdissement.

30. Réveil de mauvaise humeur.

> Tremblement des genoux et de tous les membres, avec violente émotion en entendant parler de maladie qu'on craint d'avoir.

> Douleur dans le côté de la poitrine et dans les épaules, aggravée par le mouvement.

> *Troisième jour*. — Douleurs vagues et passagères, mais très aiguës dans l'estomac.

> Sueur très fétide sous les aisselles et au scrotum.

35. Bouche pâteuse et mauvaise haleine.

> Bruissement dans les oreilles qui s'étend jusqu'à l'occiput, comme si on entendait un jet de vapeur.

> Ardeur légère dans l'urèthre.

> Gonflement des malléoles, qui diminue un peu la nuit.

> Douleur dans le dos.

40. Douleur dans le coude gauche.

Abattement moral et physique.

Quatrième jour. — Pesanteur dans l'estomac pendant toute la nuit, soulagée par l'apposition des mains.

Illusions de la vue.

Bouche amère.

45. Douleur dans le front et les fosses nasales.

Cinquième jour. — Douleur à l'intérieur de la cuisse.

Songe d'incendie avec de petites flammes semblables à celles que présentait la 10e atténuation du Crotalus cascavella dans l'expérience du microscope solaire faite à l'Institut homœopathique de Rio-Janeiro.

Sixième jour. — Somnolence.

Diarrhée le matin.

50. Douleurs aux lombes.

Froid glacial des genoux.

Septième jour. — Froid glacial sous les omoplates, au lit, même étant bien couvert.

Froid des pieds et des mains.

Huitième jour. — Douleur rhumatismale dans la cuisse droite.

55. Froid glacial dans le bras jusqu'à la moelle de l'os.

Froid de toute la tête, surtout à la nuque.

Voici la formule en algèbre homœopathique de *Janipha Manihot*.

$$A\lambda\ Z\lambda\!\!\!\diagup\ I\partial\ J\bar{\psi}\ U\partial\ V\partial$$

Ce médicament développe une somnolence diurne, accompagnée d'un abattement excessif qui contraste avec les rêves d'incendie des quatre premiers jours. Il y a des diarrhées violentes dans les premiers temps de l'expérience. Nous constatons également une grande faiblesse des jambes, qui se gonflent le deuxième jour, et ce gonflement est simplement concomitant aux symptômes vasculaires. Le froid général se manifeste à la dernière période.

Ce remède a guéri une diarrhée chronique accompagnée d'un gonflemeut des jambes fort volumineux et de douleurs à la plante des pieds tellement insupportables qu'elles empêchaient totalement la marche.

MÉMOIRE

SUR LA PERCEPTION DES PROPRIÉTÉS PHYSIQUES DES MÉDICAMENTS DANS LES
DYNAMISATIONS DE TOUS LES DEGRÉS, POUR SERVIR
À PROUVER L'EFFICACITÉ DES REMÈDES HOMŒOPATHIQUES

Un malade traité par le docteur Dufresne en reçut une dose de sulphur à la troisième dilution. Quelques jours plus tard, la paume de ses mains exhalait une odeur sulfureuse appréciable pour tous les assistants (Bibliothèque homœopathique de Genève, 1834.)

Dans l'expérience pure sur le solanum œgrotans, deux sujets furent tourmentés pendant plusieurs jours par l'odeur de la pomme de terre malade. (*Pathogénésie brésilienne.*)

Dans une expérience sur le *sapo domesticus*, le sujet eut plusieurs jours de suite une salive écumante empreinte d'un goût alcalin très prononcé.

Le comte Freschi ayant donné à un malade une seule dose de la 200me dynamisation de mercure sublimé, celui-ci eut une salivation abondante et vint se plaindre de ressentir le goût cuivré de la liqueur de Van Swieten.

En 1843, bien avant qu'il fût question de la physiologie vitaliste, le docteur Gatti, dans une brochure publiée pour réfuter les attaques d'un allopathe contre notre science, cite le cas d'une dame qui reconnut parfaitement le goût de trois médicaments qu'il lui avait laissés à prendre successivement à quelques jours d'intervalle. Ces médicaments étaient la chamomille, la noix vomique et le mercure soluble. La malade nomma le premier médicament, qu'elle connaissait, et indiqua parfaitement l'amertume du second et le goût métallique du troisième. Mais la circonstance qui donne un grand poids à cette observation, c'est que la malade était précisément la tante du médecin, ennemi de nos doctrines, contre lequel était dirigé l'opuscule du docteur Gatti, et que celui-ci ne put nier un fait trop bien constaté pour lui et qui venait si bien démentir l'échafaudage de ses arguments. La date où le fait a eu lieu n'est pas moins remarquable, puisque en 1843 personne ne songeait à tirer parti, dans l'intérêt de la science spiritualiste, des manifestations appréciables des doses homœopathiques. Le témoignage du docteur Gatti s'élève donc au plus haut degré de certitude morale qu'il soit donné à l'homme d'obtenir en embrassant le témoignage d'un ennemi acharné et en devançant de plusieurs années, dans la simplicité de son exposition, les faits nombreux qui ont été recueillis depuis lors.

Passons maintenant au témoignage d'un penseur philosophe, dont les travaux métaphysiques et magnétologiques sont si bien appréciés en Italie. Voici une lettre du Dr Coddè, qui n'est pas moins concluante :

Mon cher Collègue,

Je vous remercie de m'avoir cru capable de concourir à l'édification du monument qui doit, par vos mains, s'élever sur les ruines de l'erreur. Dans ma manière de voir, l'homme, qui n'est qu'un infiniment petit dans le grand tout, ne se développe et ne vit lui-même que par les infinitésimaux. Hahnemann est resté trop attaché aux lois de la matière en conservant les divisions numériques pour les atténuations de ses médicaments. J'ai cherché à secouer ce joug dans mes leçons d'homœopathie, professées jusqu'en 1848 à notre société homœpathique de Turin. Je n'admets pas non plus qu'il y ait une matière vraiment inorganique et inerte. La vie est partout; elle travaille, elle anime le dernier des atomes, et c'est même par cette vie générale que jusqu'ici j'ai conçu la nutrition. En effet, toutes les molécules pouvant, par une dualité féconde, se multiplier à l'infini et possédant, du reste, en germe, toutes les puissances de l'univers, ont toutes les conditions requises pour s'étendre à l'infini et grandir dans de nouveaux organismes.

C'est ainsi que je concevais la nutrition, et ma conception m'a toujours paru douée du plus haut degré de vérité qu'il fût donné à l'homme d'atteindre dans les ombres de notre milieu actuel. Depuis que j'eus la bonne fortune de vous entendre à Turin, pendant une heure, exposer, avec votre logique irrésistible, la puissance de *création* propre à chaque être animé, je me suis convaincu que nous ne différions que dans l'expression, et que nos deux opinions sont identiques dans le fonds, quoiqu e je reconnaisse que votre explication est plus claire dans la forme.

Voici maintenant les faits que j'ai observés personnellement et qui viennent à l'appui de cette théorie :

Un jour que mon estomac se trouvait surchargé après avoir mangé du pain trop frais, je pris quelques globules de *coffea* de la 15e dilution, tout en marchant pour aller faire quelques visites, et bientôt préoccupé des soucis de ma clientèle, je fus entièrement distrait de cette circonstance. Cependant au bout de quelques heures, je sentis un goût prononcé d'excellent café et j'en fus étonné en réfléchissant que je n'en avais point bu ce jour-là ; mais ce goût insolite persistant pendant plusieurs heures de suite avec une ténacité que le café ordinaire ne pourrait produire, mon attention fut enfin rappelée vers le globule, que j'avais pris dans la matinée, et qui outre une sensation suave m'apportait en ce jour la solution d'un grand problème scientifique.

Une autre fois j'étais auprès d'une malade, qui, après un accouchement laborieux, avait été prise d'une hémorrhagie et venait de tomber dans un état de mort apparente si effrayant, que tous les assistants s'étaient enfuis et m'avaient laissé seul auprès de la patiente. Comme elle avait déjà pris de l'*arnica*, j'entrouvris ses lèvres et j'y glissais un globule de *chamomilla*, qui la ramena à la vie au bout de quelques instants. Dès quelle fut un peu remise, elle commença à se plaindre qu'on eût fait autour d'elle des fumigations de chamomille. Il n'en n'était rien, mais j'attribuai à l'excitabilité excessive de la malade cette perception d'un globule infinitésimal.

Un autre dame me donna des preuves encore plus positives de cette singulière susceptibilité. Elle était atteinte de sciatique, et le soir je lui avais donné une dose de *phosphore*. A minuit elle se réveille, sonne sa femme de chambre et se plaint amèrement de ce qu'elle aurait laissé des allumettes phosphoriques dans sa table de nuit. Mais après recherche faite dans ce meuble et dans toute la chambre, aucune substance phosphorée ne fut trouvée. Alors craignant d'avoir touché quelque chose de semblable dans la journée, la malade essuie ses mains, fait changer ses draps et refaire son lit de fond en comble. Soins inutiles, et la sensation, qui venait du dedans et non du dehors, résiste à toutes ces mesures. Le lendemain, la malade, qui craignait que cette odeur ne nuisît à son traitement, me conta en gémissant les aventures et les luttes de sa nuit, et fut bien surprise, quand elle sut que mon globule exigu était la cause de tous ces tracas.

Le jour suivant ayant pris une dose du même médicament, elle ressentit les mêmes sensations, mais étant prévenue, elle ne s'en émut pas.

Le docteur Dauzi, de Milan, m'a conté un fait analogue arrivé à une de ses malades après une prise de *chamomilla*.

Un de mes amis, homme d'un jugement droit, me contait dernièrement que sa mère, ayant pris une dose d'*Ipecacuanha*, dans un traitement homœopathique, en avait parfaitement reconnu et décrit la saveur ingrate.

Tous ces faits sont pour nous hors de doute. Il est peu de praticiens, qui n'en ait vu de pareils. Bientôt ils se présenteront en foule pour assurer le triomphe du spiritualisme universel. Ne nous lassons point d'interroger la nature. Elle est inépuisable en merveilles. Les doses infinitésimales provoquaient l'incrédulité, et pendant que les médecins vulgaires se font encore prier pour y croire, voilà tout un ordre de faits plus surprenant encore qui se produit sous nos yeux, et vient se greffer sur la merveille contestée. Il en a été de même des tables. Les savants niaient leur mouvement, et pendant ce temps-là elles se mettaient à parler.

Plus tard l'homme, plus éclairé, reconnaîtra ses relations avec le monde des esprits et deviendra meilleur en s'instruisant. Les enfants sauront alors ce que nos docteurs proclament impossible.

Hâtons ce jour par nos travaux, par notre union ; aidons-nous pour cette tâche sainte, et vous, l'apôtre infatigable des vérités surnaturelles, conservez-vous pour voir ce jour de triomphe. Adieu.

Votre ami dévoué et collègue sympathique,

Louis Coddè.

Turin, 20 mai 1854.

Voici maintenant une lettre d'un ecclésiastique, aussi connu par sa science que par ses vertus et sa bienfaisance inépuisable :

Monsieur le Docteur,

Une jeune fille de 10 ans, nommée Maria Grivetti, fille d'un matelassier demeurant à Turin, rue del Carnone, m'a présenté un fait bien surprenant pour moi. Ignorant, ainsi que sa mère, le nom d'un médicament porté à la 30° dilution, qu'elle avait reçu de mes mains, elle déclara qu'elle lui trouvait un gout de soufre ; et en effet c'était un décillionième de grain de cette substance que je lui avais administrée !

Je ne sais en quoi cette expérience contribuera à perfectionner la pratique de l'homœopathie. Je vous la transmets toujours, présumant qu'elle pourra corroborer ses profondes recherches sur la manifestation des effets médicamenteux.

F. Giovanni Soléri,

aumônier de la chapelle de S. M. le roi de Piémont.

Voici une lettre du docteur Alegiani, partisan persévérant et désintéressé de l'homœopathie, qui contient de nouveaux faits à l'appui de notre opinion :

Monsieur,

J'admire extraordinairement la brillante hypothèse sur laquelle vous reconstruisez la physiologie. Seulement, je crains que beaucoup de personnes ne la prennent pour un jeu d'esprit et ne vous disent ce que les régents de la Faculté de Paris répondirent à Fagon, lorsqu'il exposa pour la première fois la circulation du sang : « Vous avez fait preuve de talent et d'éloquence, et pour un paradoxe aussi absurde, vous ne vous en êtes pas mal tiré. »

En attendant les faits parlent pour vous, et je vous en apporte quatre parfaitement observés à une époque où votre physiologie spiritualiste ne m'était pas du tout connue.

Une de mes malades se plaignit pendant huit jours d'une odeur incommode de soufre, qui sortait de sa peau et avait infecté son linge à la suite d'une prise de *sulphur* de la 15me dynamisation. Elle se nomme Marguerite et demeure rue Saburra-Rione-Monti.

M. Salvator Farina, sculpteur et graveur en camée, ressentit pendant six jours l'odeur très marquée du phosphore et quelques jours après celle du soufre. Dans une autre occasion, ayant pris la *calcarea carbonica*, il en éprouva un goût d'huître, persistant pendant plusieurs jours de suite. Ces médicaments furent également administrés à la 15ᵐᵉ dilution.

C'est le cas de dire avec le Dante (*Purgat.*, chant XXII) :

> Appaion cose
> Che dannoa dubitar falsa materia
> Per le vere cose, che stanno ascose.

Agréez ce faible tribut, que je suis si heureux de vous offrir, dans l'espoir de contribuer à la ruine d'un monstrueux matérialisme, qui souille encore le domaine de la science.

Votre disciple dévoué,

Dʳ Vincent ALEGIANI.

L'hydrotérapie a produit depuis quelques années tout un ordre de faits analogues. On a vu des malades qui, de longues années auparavant, avaient subi un traitement mercuriel ou avaient pris des eaux sulfureuses, en rejeter des quantités énormes sous l'influence de la stimulation énergique des procédés de Priessnitz. Dans l'établissement du docteur de Bonnard, à Boudonville, un malade émettait du soufre en telle quantité par la transpiration, que l'atmosphère de sa chambre, les draps de son lit et son linge de corps en étaient infectés. Il en devint tellement gênant pour ses voisins de table, que pendant plusieurs jours on dut l'isoler et le faire dîner à part. L'iode, l'antimoine, ont aussi été rejetés par des malades qui n'en n'avaient pas pris depuis des années. On nous dit bien que cet iode, ce mercure, ce soufre est le même qui avait été absorbé précédemment. On nous permettra de n'en rien croire et de voir, dans l'apparition de ces substances, un acte du dynamisme créateur, qui, sous la stimulation de l'eau froide, fonctionne avec une énergie nouvelle, et commence par produire les substances mêmes dont l'excès l'avait précédemment lésé.

Pour mieux mettre cette vérité en lumière, nous publierons plus loin des faits relevés par un de nos élèves et qui nous révèlent l'aptitude de l'organisme à créer, sous l'influence hydrothérapique, des quantités appréciables d'un médicament qui n'a cependant été pris qu'à l'état infinitésimal.

Signalons maintenant un fait qui n'a certes pas été recueilli dans l'intérêt de notre thèse. En 1843, pendant que nous préparions la première édition de cet ouvrage, le docteur Perry publia un travail plein de faits en connexion intime avec notre sujet. Nous ne le reproduirons pas ici, à cause de sa longueur, et d'ailleurs il est connu de tous les homœopathes instruits, et nous nous bornerons à faire encore une réflexion sur l'observation du docteur Perry. Je sais bien, dit-il, que la perception des saveurs du phosphore, de l'émétique et du soufre, par Mme B., ne sont dus qu'à une *idiosyncrasie* surexcitée par la maladie. Idiosyncrasie, c'est un beau mot, du plus pur hellénisme, mais qui ne répond à aucune idée, notre savant confrère le sait mieux que nous. Idiosyncrasie répond a un fait aussi mystérieux pour les physiologistes, que celui de force vitale, qu'ils prodiguent à tout propos, quand leur science est à bout. Le laisserons-nous passer, ce vocable équivoque, sans lui demander son passeport, comme nous l'avons fait pour les autres ? Non certainement. Or dans notre théorie toute idiosyncrasie est la disposition propre de notre dynamisme créateur, à produire en abondance le médicament, qui peut nous guérir. Les doses homœopathiques n'agissent en général que par des idiosyncrasies. Aussi ces dernières cessent-elles après la guérison. S'il y en a d'autres, qui persistent toute la vie, c'est qu'on n'a pas su les combattre par l'homœopathie, par ces millionièmes et décillionèmes de grains, dont les médecins font semblant de rire, mais qui guérissent le public. L'idiosyncrasie c'est donc la loi des semblables, c'est l'homœopathie elle-même. La définition nous paraît ample et suffisante.

Après ces témoignages accessoires voici un témoignage direct d'un de nos élèves atteint, comme il dit, de la maladie du siècle, et qui ne jure pas sur la parole de son maître ; c'est une de ces lettres qui venaient parfois au fond de l'Afrique nous parler encore de l'Europe que nous désesperions de revoir :

Gênes, 1er juin 1853.

Mon cher Maître,

Pendant que vous allez porter aux barbares le moyen de prolonger leur existence au risque de perdre la vôtre, nous continuons,

selon vos préceptes à vérifier votre méthode ; vos disciples ne
doivent pas être des chimpanzés, mais bien des intelligences cherchant les exceptions de ce que vous proclamez exister. C'est ainsi
que les plus sincèrement opposés ont comme nous courbé la tête
devant les hautes manifestations de la force créatrice. Je savais
bien que le docteur Perry avait signalé des phénomènes de création vitale dans le traitement d'une pneumonie ; mais, je vous l'ai
dit, enfants du xviiie siècle, nous avons le germe héréditaire de la
maladie de saint Thomas : toucher avant de croire. Les phénomènes constatés et signalés par le docteur Perry n'étaient pas
nouveaux pour moi ; j'ai bien donné à mes somnambules des fraises
ou du rhum en transformant ainsi un simple verre d'eau fraîche,
fait manger des bifteks sous la forme d'une feuille de papier gris
qui fut parfaitement digérée ; il pouvait bien se faire que la malade
du docteur Perry ressentît son influence et perçût le goût, l'odeur,
etc., des médicaments , même sans somnambulisme : j'ai obtenu
tous les phénomènes de l'opium avec des boulettes de pain, n'ayant
jamais magnétisé la personne, et la somnolence dura 48 heures ;
je ne la vis jamais chez elle et sus seulement, le jour où elle vint
me remercier, cette particularité des 48 heures, avec cette différence en bien qu'elle continua à jouir d'un bon sommeil les autres
nuits, quand il lui fallait avant qu'elle n'eût pris nos boulettes,
absolument de l'opium pour dormir. Cette malade n'a jamais su
qu'elle n'avait pas pris d'opium, et les boulettes avaient été con-
fectionnées par six de mes amis qui les gardèrent jusqu'au moment
où elles furent administrées. J'ai connu à Paris un paralytique qui
ne l'a jamais été en ma présence, et à Turin j'ai interdit à un
vieillard atteint de chorée et conduit par deux domestiques de
dépasser, non seulement la porte cochère où je m'étais posté mais
la ligne médiane de mon corps. Les efforts de cette machine en
mouvement remorquée par deux serviteurs qui eux aussi furent
obligés de le laisser au point que j'avais désigné, est un curieux
sujet d'études. J'eus la certitude de l'action obtenue par le vieillard, qui me confirma que ses mouvements depuis 5 minutes étaient
devenus de plus en plus pénibles jusqu'au point ou il ne put aller
plus loin. De ces phénomènes à votre force créatrice, Docteur, il
y avait pour moi tout un monde, et je compris que de la vérité de
cette loi dépendait non pas l'existence de la science homœopathique mais bien celle de l'homœopathie, comme le public la comprend,

c'est-à-dire les médicaments excessivements petits ; car c'est ainsi que depuis cinquante ans il l'entend encore aujourd'hui, comme il ne connaît du magnétisme que la faculté de dormir, grâce aux doctes bornes qui ont jusqu'à présent enfermé l'intelligence humaine dans la largeur de leur cervelle, tout en guérissant avec l'homœopathie à grosses doses. C'est donc avec ardeur qu'une manifestation de son existence était désirée par moi, et voici les circonstances qui m'en ont procuré la preuve palpable. J'avais visité une malade prenant des médicaments homœopathiques depuis fort longtemps, et dont la vitalité était plongée dans un état d'inertie sans modifications aucunes, après une première amélioration. Je laissai l'organisme un mois sans médicaments, le croyant saturé au-delà du nécessaire par le fait même des prises prolongées données par les médecins, et je commençai à réveiller la réaction en prescrivant des applications de serviettes mouillées, puis tordues, etc., et j'annonçai à la malade qu'elle aurait à subir une sudation par emmaillottement, elle avait eu dans son bas-âge des manifestations psoriques et sa formule répondait à un certain degré de similitude à Q𝜋 A∂ R∂𝜋 Jλ Mψλ Iω, le jour fut fixé, et je fis pratiquer l'emmaillottement. Quelques minutes après l'instant où le froid fait place à un sentiment de chaleur, j'administrai une trentième de *Sulphur* dynamisé par vos machines ; la malade vint quatre heures et demie avant la manifestation complète de la réaction, beaucoup plus longue dans 'ce cas que dans beaucoup d'autres, et comme tous ceux qui subissent cette opération, elle avait, dans les premières heures, répandu autour de son lit cette odeur particulière à l'humidité chaude du corps et surtout à la sueur concentrée. Le moment venu, je procédai à la délivrance de la patiente et m'étais retiré dans une autre pièce ; la formule vous dit pourquoi, quand j'entends une servante qui l'assistait, s'écrier : *Ah ! quelle odeur de soufre !* Cette exclamation fut pour moi comme un coup de foudre, on venait à peine de relever la première couverture, quand j'entrai pour demander à la malade si elle n'avait jamais pris de soufre : *jamais, me dit-elle !* L'odeur était assez intense pour être saisie par les assistants, gens simples, n'ayant pas la moindre idée de l'homœopathie et, quand à la supposition qu'elle n'a pas pris de soufre même dans son enfance, je dois vous dire que dans le pays qu'elle habite et où elle est née, les croûtes des enfants en bas âge sont scrupuleusement respectées.

par les mères, sous l'influence d'un préjugé consacré et bien enra-
ciné, que le mal de *Nove Lune* ne doit jamais être traité.

Eh bien, mon cher maître, ces cas surprenants d'hier ne sont
plus rien aujourd'hui ; on les trouvera par mille si on veut les
chercher ; je ne vous tairai pas un fait assez curieux. Sous l'influence d'*acidum nitricum*, j'ai observé aussi une sudation qui a
donné au malade une sensation très caustique à la gorge et qui
suffoquait la respiration des assistants. Nous avons ici un amateur
d'homœopathie pour qui de semblables phénomènes ont été un
trait de lumière ; il faisait bien, entre nous soit dit, l'homœopathie
d'autrefois ; il devient algébriste, et une des familles distinguées
de Gênes, à qui il a donné ses soins obligeants, lui a fait constater
l'odeur du soufre à la paume des mains après une centième dilution, une salivation abondante et le goût métallique après une
trentième de mercure ; cela se répète plusieurs fois et devient une
habitude chez le malade tellement que bientôt nous ne nous y
arrêterons plus.

Ainsi est fait l'homme, mon cher maître : Je développais des phénomènes extraordinaires chez des somnambules, ce n'était rien
pour moi ; le cas observé par le D⟨r⟩ Perry, qui a certes émoussé
des contradicteurs assez bien trempés, passe encore ! Mais votre
loi physiologique, cette nouvelle base donnée à la science, ces
conséquences m'avaient saisi d'étonnement ! Maintenant je ne suis
plus étonné que d'une chose, c'est que tout le monde ne l'ait pas
trouvée comme vous.

Les esprits marchent, mon cher maître, hâtez-vous, vous avez
sapé dans sa base ce monstrueux matérialisme , échafaudage
d'erreurs amassé depuis trois mille ans, votre loi créative l'achève:
Vous l'avez tué d'une pensée ! Mais encore une fois hâtez-vous :
le cadavre du colosse est déjà en putréfaction ; venez en Occident
voir ce que sont devenus ces bravos frénétiques d'espérances
athées, adressés aux savants décrétant la royauté de la matière.
Tout s'est tu. Les oreilles penchées vers le sol cherchent l'âme de
la terre, et votre force « créant le calorique, le mouvement, la
» matière comme elle crée l'électricité, le fluide magnétique et la
» pensée », se manifeste au monde en donnant de l'esprit aux
tables ; les échos d'une révolution s'éteignent sous ces vibrations
spirituelles, signes évidents de la manifestation divine.

Votre algèbre est le levier d'Archimède ; avec lui nous soulevons un monde, et je vous dirai plus, ses perfectionnements ne sont nécessaires qu'à ceux qui ne l'ont pas comprise; nos ressources avec elles sont quintuplées. Le plus grand obstacle à vaincre, surtout dans les maladies mentales, vient de la solidarité humaine : c'est un fruit de l'ignorance et encore un crime de nos pères ; car la *volonté* n'agit plus. Et en effet, où nous a-t-on appris à vouloir ! bien plus, où nous a-t-on appris que l'on pouvait apprendre ? A quoi bon tant d'études et de sacrifices enveloppés d'un linceul de science sans un mot de celle qui est la synthèse de toutes : il est vrai qu'on ne la connaît pas. L'homme naît, grandit et meurt victime de la volonté des autres ; il a perdu la faculté de vouloir par lui-même, on ne sait plus, ou l'on ne veut plus savoir que, comme le *mouvement* est la gymnastique du corps, le *raisonnement* celle de la pensée, *le voulu* est la gymnastique de la volonté ; mais on ne fait pas de mouvement quand on ne se meut pas, comme on ne fera pas de volonté si on n'a pas *le voulu*. On oublie que l'harmonie qui préside à nos liens de la terre veut des manifestations matérielles même pour notre être moral ; c'est ainsi que la volonté ne se produit dans notre milieu que quand un *voulu* matériel a déterminé l'action qui doit engendrer la réaction ; comme pour devenir marcheur, l'homme porte l'action du *pas fait*, qui engendre les pas qu'il pourra faire, le *voulu* porte le degré qui augmentera d'autant ce que l'on pourra vouloir. On rirait beaucoup cependant à l'idée d'un homme qui voudrait devenir marcheur en restant dans son lit, et cependant, on voudrait posséder la volonté dans l'ordre spirituel sans avoir même obtenu la puissance de suspendre un besoin, une frivolité, un désir : l'homme n'a rien ici-bas s'il ne l'achète, mais Dieu ne refuse rien, j'en ai la preuve ! aux hommes de paix et de bonne volonté qui savent vouloir.

Agréez tout mon respect et tout mon dévouement.

Jules Goujon, professeur d'homœopathie.

Maintenant, qu'il nous soit permis de réclamer contre les empiètements des chimistes dans les questions de médecine légale, qui intéresse l'honneur et la vie de leur semblable. Comment ont-ils osé donner comme des preuves sans réplique dans des procès criminels l'existence de certains poisons dans les tissus humains ?

Insensés, ils ne connaissent pas le premier mot des lois de la vie, et ils se posent en arbitres souverains du sort de leurs semblables! Puisse Dieu leur pardonner le mal qu'ils ont déjà fait! Puissent-ils eux-mêmes s'arrêter dans cette route funeste! Déjà l'on reconnaît aujourd'hui dans le corps de l'homme l'existence de l'arsenic normalement, mais on limite sa présence à des quantités presque inappréciables. Eh bien, nous annonçons, pour notre part, appuyé sur les faits que nous venons de citer, que sous l'influence d'un millionième de grain d'arsenic, notre organisme peut, dans certains cas spéciaux, secréter assez d'arsenic pour faire condamner comme empoisonneurs tous ceux qui nous auront offert à boire dans notre dernière maladie. Si nous sommes entendus, la toxicologie suspendra ses dires, et la justice criminelle, plus éclairée, suspectera les fourneaux des chimistes et les rapports des manipulateurs et écartera de son tribunal ces experts audacieux qui, trouvant en tout et partout des substances toxiques, laissent entendre que le crime les a préparées.

A quoi tiennent la vie et l'honneur de nos semblables? Chaque année les bévues de la justice criminelle font périr des innocents par suite d'une croyance aveugle aux dires d'une science incomplète. Chaque jour peut-être, par suite de la coupable légèreté avec laquelle on constate les décès, un homme est enterré vivant.

Docteur Mure.

NOTE COMPLÉMENTAIRE AU SUJET DU PRÉCÉDENT MÉMOIRE

Le mémoire qu'on vient de lire est publié ici pour la première fois. Il n'étonnera plus les homœopathes, car des cas semblables ont été observés depuis cette époque par des homœopathes de toutes les écoles, même par les partisans de l'école J.-P. Tessier, qui s'imaginait que la dynamisation donnait tout ce qu'elle pouvait donner dès qu'on était arrivé à la sixième dilution. Les homœopathes *impurs* ont rencontré, comme les PURS, des cas de perception de la saveur et de l'odeur des médicaments donnés à des doses infinitésimales.

Une jeune femme, signalée par le D* Rafinesque, percevait le goût du phosphore à la douzième dilution. Une autre, dont parle le D* Gonnard, avait dans la bouche le goût d'*œufs punais* quand on lui donnait le soufre à la trentième dilution.

Les faits de cette nature, assez fréquemment observés par les praticiens, ont été publiés en assez grand nombre pour ne plus être rares dans la littérature homœopathique. Nous pourrions donc relater beaucoup d'autres exemples analogues et présentant aussi toute l'authenticité désirable. Voici l'indication de quelques sources à consulter pour celui qui voudrait faire une étude complète des cas de ce genre, qui méritent une sérieuse attention, car ils décèlent dans nos dynamisations les propriétés que le frottemeut et la succussion développent dans les médicaments.

J.-A. d'Orozko, *Recherches sur l'homœopathie ou théorie des analogues*, 1839, in-8°, p. 147, en note.

En 1849, la *Pathogénésie brésilienne* (p. IV à V) signale « l'odeur du soufre développé dans les mains d'un malade par une trentième dyuamisation de *Sulphur* » (1).

J.-H.-P. Frost, *The Hahnemaniann Monthly*, janvier 1869, observation I, p. 283.

A. Chargé, *Bibliothèque homœopathique*, 1869, 2° année, in-4°, p. 124, eu note.

Adrien Peladan fils, l'*Homœopathe des familles et des médecins*, in-8°, 1875. Voyez dans ce recueil trois articles très curieux : La saveur et l'odeur des dilutions hahnemaniennes, p. 151. La contagiosité des dynamisations hahnemaniennes, 158 et 169.

FIN.

(1) Tous les lecteurs de l'*Homœopatie Pure* doivent se procurer l'ouvrage suivant du D* MURE : *Doctrine de l'école de Rio-Janeiro*, et Pathogénésie brésilienne, contenant une exposition méthodique de l'homœopathie, la loi fondamentale du dynamisme vital, la théorie des doses et des maladies chroniques, les machines pharmaceutiques, l'algèbre symptomatologique, etc. Paris, 1849, in-12 de 400 pages avec fig. Prix : 6 fr., expédié *franco*, chez Baillière, 19, rue Hautefeuille, à Paris.

Nimes, Typ. Clavel-Ballivet et C*, rue Prodier,

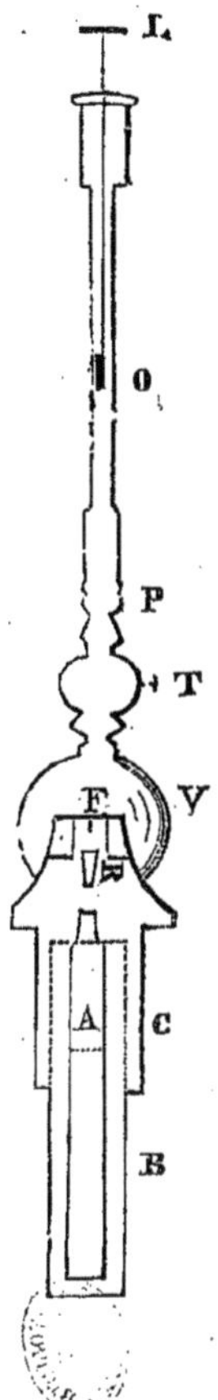

Machine pour opérer dans le vide la succussion des médicaments, inventée par le docteur Mure et décrite dans l'*Homœopathie pure*, page 44.

(Gravure inédite)

www.ingramcontent.com/pod-product-compliance
Ingram Content Group UK Ltd.
Pitfield, Milton Keynes, MK11 3LW, UK
UKHW021901070726
13613UKWH00001B/270